Dr E. PERIER

CONSULTATIONS
SUR LES
MALADIES DES ENFANTS

CONSULTATIONS

SUR LES

MALADIES DE L'ENFANCE

CONSULTATIONS

SUR LES

MALADIES DE L'ENFANCE

PAR

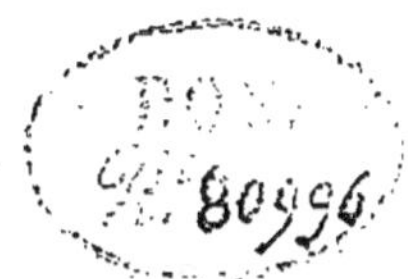

Le Dr E. PÉRIER

Membre de la Société de médecine pratique,
de la Société médico-chirurgicale de Paris,
de la Société française d'hygiène, etc.

PARIS

RUEFF ET Cie, ÉDITEURS

106, BOULEVARD SAINT-GERMAIN, 106

—

1893

INTRODUCTION

Le bienveillant accueil fait par le public médical à ces « Consultations sur les maladies de l'enfance », qui ont déjà trouvé l'hospitalité dans plusieurs journaux de médecine, m'a encouragé à les réunir en un petit volume, analogue à celui que le docteur Grasset, le savant professeur de Montpellier, a consacré plus particulièrement aux maladies de l'adulte. Je serais heureux que mes confrères voulussent bien me continuer leur sympathique indulgence, indulgence qui m'est venue gratuitement et que je m'efforcerai de mériter toujours mieux.

Entraîné par goût, autant que par circonstances, à me consacrer plus spécialement à la pratique des maladies de l'enfance, et ainsi aux prises de bonne heure avec les difficultés de la pratique, j'ai dû faire, pour moi-même, un choix de formules et de prescriptions qui, classées dans mes notes ou dans mes souvenirs, m'ont d'autant plus rendu service qu'il n'existait pas, jusqu'à ces dernières années, de véritable formulaire, exclusivement consacré à la médecine infantile.

Ce n'est pourtant pas la même chose de soigner un petit enfant ou un adulte ; on s'en aperçoit vite dans la pratique.

Le petit être qui achève de construire son édifice organique, en même temps qu'il l'entretient, a une manière d'être qui lui est propre et qui fait que la même cause morbifique ne produit pas le même effet chez lui qu'à un autre âge ; il doit donc avoir une thérapeutique particulière, comme il a une façon particulière de se défendre et de sortir des étreintes de la maladie. Mais cette thérapeutique spéciale diffère de la thérapeutique générale beaucoup moins par l'emploi de moyens différents que par une adaptation convenable des agents curatifs ordinaires aux conditions particulières de poids, d'âge, de tolérance, ou autres, parfaitement connues de tout praticien. Aussi n'y insisterai-je pas, non plus que sur les éléments du diagnostic que je suppose établi dans chaque cas particulier.

*
* *

Ainsi ce livre n'a pas d'autre prétention que de réunir, pour ceux qu'elles pourront intéresser, les prescriptions qui m'ont donné les meilleurs résultats au chevet des enfants malades. C'est pour cela qu'on y trouvera surtout le traitement des cas qui se présentent le plus souvent dans la pratique courante; les maladies rares que l'on ne rencontre que très exceptionnellement auraient eu besoin de développements étendus et n'auraient dès lors pas pu trouver place ici.

*
* *

Ces consultations auraient pu être mises dans un ordre qui rappelât la classification des maladies auxquelles elles s'appliquent; c'eût été plus scientifique peut-être, mais moins commode, pour les recherches, que l'ordre alphabétique auquel je me suis arrêté.

Paris, le 1er juillet 1894.

Dr E. PÉRIER,

71, Avenue d'Antin.

CONSULTATIONS

MALADIES DE L'ENFANCE

Adénopathies trachéo-bronchiques (1).

I. — *Adénopathie chronique simple dans l'intervalle des accès aigus.*

1° Donner pendant quinze jours, le matin au réveil, dans du lait chaud ordinaire, ou mieux dans du lait d'ânesse, un quart à un demi-verre d'eau du Mont-Dore ou de La Bourboule, ou, si l'enfant paraît mieux se trouver des eaux sulfureuses que des chlorurées sodi-

(1) Je rappelle qu'au point de vue du pronostic il importe avant tout de se rendre compte si on a affaire à la forme tuberculeuse ou à ces adénopathies simples aiguës ou chroniques si bien distinguées par J. Simon de la première. C'est à la suite des affections aiguës qui portent leur action sur la muqueuse des voies respiratoires (rougeole, coqueluche, bronchite), particulièrement chez les enfants lymphatiques ou scrofuleux, que l'on observe ces adénopathies, qui se voient aussi dans l'impaludisme larvé (J. Simon, Joal, Périer).

ques arsenicales, la même quantité d'eau d'Eaux-Bonnes ou d'eau de Cauterets, de la même façon.

2° Pendant les quinze jours suivants, donner au premier déjeuner une cuillerée à café ou à dessert de sirop iodo-tannique, et continuer ainsi alternativement, de quinzaine en quinzaine, pendant deux mois.

3° A midi et le soir, *en hiver*, huile de foie de morue, si l'enfant la supporte, une cuillerée à dessert ou à soupe; *en été*, de l'extrait de malt ou un peu de vin amer et tonique de quinquina, de coca, de gentiane, etc.

4° Deux fois par jour, à dix heures et à quatre heures, donner, dans un peu d'eau ou de tilleul, cinq à dix gouttes de la mixture :

℞ Alcoolature de racines d'aconit... ⎫
Teinture de belladone............ ⎭ $\overline{aa}$ 15 grammes.

5° Deux jours par semaine, suspendre tout traitement et donner une cuillerée à café de magnésie anglaise dans un peu d'eau sucrée, avant le déjeuner ou le dîner.

6° Badigeonner la poitrine, au niveau des points mats et soufflants, avec de la teinture d'iode; au besoin, appliquer des mouches, des pointes de feu si l'âge de l'enfant permet ce dernier moyen.

7° S'il y a un élément catarrhal, recourir à une préparation balsamique : goudron de Norvège placé pendant la nuit dans un plat au-dessus d'une veilleuse près de l'enfant.

8° En été, saison à La Bourboule, au Mont-Dore, ou bien à Challes, Uriage, Luchon, Saint-Honoré, etc.

En hiver, séjour dans le Midi : Cannes, Nice, Hyères, Menton, Pau, Biarritz.

9° Bonne alimentation à base de lait, œufs, viande rôtie, crue; poisson, etc.

10° Vie au grand air, au soleil, bains chauds, suivis de frictions sèches ou alcooliques sur tout le corps, le matin.

II. — *Accès aigus de dyspnée asthmatiforme,*
de toux coqueluchoïde, palpitations.

1° Mettre l'enfant au lit ou le garder à la chambre pendant la période de fièvre et suspendre le traitement I.

2° Donner toutes les deux heures une cuillerée à dessert de la potion suivante :

℞ Alcoolature de racines d'aconit.. } āā V à X gouttes.
Teinture de belladone.......... }
Sirop de fleur d'oranger............... 30 grammes.
Eau de laurier-rose................... 5 —
Eau gommeuse..................... 120 —

3° S'il y a de véritables accès asthmatiformes, donner deux ou trois fois par jour une cuillerée à café ou à dessert de la préparation :

℞ Iodure de potassium................ 10 grammes.
Eau distillée...................... 250 —

4° Dans la matinée :

℞ Chlorhydro-sulfate de quinine.... 20 ou 30 centigr.

5° S'il y a des palpitations, donner, en outre, deux

fois par jour, dans une cuillerée de la potion trois à cinq gouttes de teinture alcoolique de digitale.

6° Au moment du coucher, soit un peu de bromure (0 gr. 50 à 1 gramme), soit une cuillerée à café ou à dessert de sirop de codéine, de lactucarium, de chloral, dans une infusion chaude de tilleul ou de fleurs pectorales.

7° Appliquer, matin et soir, un cataplasme sinapisé en avant et en arrière de la poitrine.

8° Lait chaud, bouillon, potages légers, lait de poule. Infusions pectorales, sucrées avec du sirop de tolu.

Cet état aigu une fois passé, l'enfant reprendra le traitement I interrompu.

Anémies.

I. — *Anémie simple.*

1° Régler le régime de l'enfant, qui devra avoir une bonne nourrice. Repas réguliers : pour le nouveau-né, une tétée toutes les deux, trois heures ; au moment du sevrage, incorporer du jus de viande aux potages, au bouillon ; après le sevrage, quatre petits repas dans lesquels entreront : le lait, les œufs (1), les crèmes, les potages et soupes. Donner les aliments en purée : purées de viande hachée et tamisée, pour enlever la graisse et les fibres aponévrotiques ; poulet, poisson, purées de lentilles, de haricots, riches en fer et en phosphates, de légumes verts, en choisissant ceux que l'enfant aime et digère (vérifier les garde-robes). Les enfants grands et les adolescents mangeront de tout ce qu'ils aiment et digèrent, en insistant sur les viandes rouges et les aliments précités, particulièrement sur les œufs.

2° Faire vivre l'enfant au grand air, tout à fait à la campagne ou dans les montagnes, jusqu'à guérison, si cela se peut, et l'envoyer, dans la bonne saison, pendant quelques semaines, au bord de la mer. Il jouera sans contrainte et dormira autant qu'il voudra.

3° Le matin, lavage rapide de tout le corps à l'eau

(1) Les œufs sont alors un aliment de choix contenant tous les éléments nécessaires à l'organisme.

tiède d'abord, puis de plus en plus froide, suivi d'une bonne friction avec une serviette-éponge en fil, un peu rude; ensuite, quand la peau est bien séchée, friction avec un morceau ou un gant de flanelle imbibé d'eau de Cologne.

4° Veiller à la régularité des garde-robes : s'il y a de la constipation, la combattre par un lavement quotidien; s'il y a diarrhée, par une potion au bismuth; s'il y a lientérie, par un choix mieux fait des aliments et en insistant sur leur réduction préalable en purée pour les jeunes enfants.

5° Avant les petits repas, on donnera alternativement pendant quinze jours une cuillerée à café, à dessert ou à soupe de sirop d'iodure de fer, et pendant les quinze jours suivants une à trois gouttes de liqueur de Fowler, en commençant par une demi-goutte pour un enfant de deux ans.

6° De temps en temps, suspendre ces préparations pendant une semaine et donner une cuillerée à dessert ou à soupe du sirop composé :

℞ Sirop de rhubarbe.............. ⎱ aa 150 grammes.
Sirop de gentiane.............. ⎰

Ou encore de cinq à dix gouttes du mélange :

℞ Teinture de noix vomique........ 1 à 2 grammes.
Teinture de hadiane..............⎫
Teinture de gentiane............⎬ aa 5 —
Teinture de cascarille............⎪
Teinture de colombo ....⎭

7° Aux repas, alterner les eaux de Bussang, Orezza, avec l'eau de Vals Saint-Jean, que l'on donnera avec un peu de vin, d'extrait de malt ou de bière amère.

8° Après les repas, si la digestion est languissante, une cuillerée à café, à dessert ou à soupe de vin digestif à la pepsine ou à la pancréatine, ou, d'autres fois, s'il y a hypochlorhydrie, un petit verre de la limonade suivante :

    ℞ Acide chlorhydrique............ .. 1 à 2 grammes.
      Sirop de limons.................... 100   —
      Eau distillée..................... 500   —

9° En été, hydrothérapie froide et saison à Luxeuil ou à Bussang.

II. — *Anémie chez un enfant menacé de rachitisme.*

1° Lait phosphaté naturel ; si non, ajouter une puisette à sel de poudre de phosphate de chaux à chaque tasse de lait ; ou donner, le matin, une cuillerée à dessert de sirop de chlorhydro-phosphate de chaux dans du lait.

2° Régler le régime comme pour I, en insistant sur les lentilles, riches en fer, les haricots, riches en phosphates, la viande, le poisson, les cervelles, le ris de veau, les œufs, le bon pain, etc., le beurre, s'il est bien digéré, etc.

3° Même hygiène, en insistant sur la vie au grand air et au soleil, l'enfant n'ayant plus toute liberté de courir, mais, au contraire, restant longtemps étendu, pour prévenir les incurvations des jambes ; il devra d'ailleurs varier de position, pour éviter toute pression prolongée sur un même point du corps.

4° Bains salés tous les deux jours, mais faire chaque

matin la friction sèche à l'eau de Cologne ou à l'alcool, ou mieux avec le mélange alcoolique suivant :

℞ Alcoolat de lavande..............)
    Alcoolat de romarin .... } āā 100 grammes.
    Baume de Fioraventi..............)

5° Bord de la mer, eaux de Salies, Salins, Bex.

III. — *Anémie avec lymphatisme ou scrofule.*

1° Régler les repas comme pour I, en insistant, pendant l'allaitement, sur la qualité du lait : une nourrice exempte de tuberculose ou de scrofule, du lait stérilisé, riche et de bonne provenance et, après le sevrage, sur les aliments substantiels riches en azote, en graisse (si l'enfant la digère), en phosphates.

2° Hygiène comme pour I et II, en insistant sur l'activité au grand air, au soleil, au bord de la mer, sur les frictions stimulantes de la peau, les bains salés, les frictions sèches ou alcooliques.

3° Le matin, en hiver, huile de foie de morue pendant le déjeuner, le plus que l'enfant en pourra digérer. En été, sirop antiscorbutique ou sirop de raifort iodé.

4° A midi, alterner, de quinze en quinze jours, le sirop d'iodure de fer (une cuillerée à café ou à dessert) avec la liqueur de Fowler (une à trois gouttes, en commençant par une demi-goutte, dans un petit verre d'extrait de malt).

IV. — *Anémie chez un enfant atteint ou menacé de tuberculose.*

1° Régime comme pour I, en ajoutant une cuillerée à dessert ou à soupe de poudre de viande dissimulée dans les potages ou dans du lait.

2° Hygiène générale comme pour I, II et III.

3° Laisser en permanence la nuit, dans la chambre de l'enfant, une veilleuse au-dessus de laquelle sera un plat évasé contenant du goudron et de la créosote dans la proportion suivante :

℞ Goudron de Norwège...................... 200 grammes.
   Créosote............................... 10 à 20   —

V. — *Anémie chez un petit syphilitique.*

1° Régime et hygiène comme pour les cas précédents.

2° Traitement spécifique : une à deux gouttes de liqueur de Van Swieten, huit à dix fois par jour, dans un peu de lait, au nouveau-né ; plus tard, une cuillerée à café en deux ou trois fois, et, si l'enfant est trop faible, frictions mercurielles avec gros comme un pois d'onguent napolitain aux aines, aux aisselles, etc.

VI. — *Anémie chez un petit paludique.*

1° Traitement général et hygiène comme pour I.

2° Pendant quinze jours, donner avant les repas : vin de quinquina (une cuillerée à café, à dessert ou à soupe) dans un peu d'eau.

3° Pendant les quinze jours suivants, liqueur de Fowler, une à trois gouttes, en commençant par une demi-goutte, dans un peu d'eau avant les repas.

4° Saison à Plombières ou à La Bourboule.

VII. — *Anémie par perte de sang (sujets hémophiles).*

1° Traitement et hygiène comme pour I.

2° Donner, toutes les deux heures d'abord, puis trois fois par jour, dans un peu d'eau, une à deux gouttes et plus de perchlorure de fer.

3° Aux repas, une cuillerée à café ou à dessert de sirop d'hémoglobine dans un peu d'eau.

Angines.

I. — *Angine catarrhale aiguë sans points blancs.*

1° Donner un vomitif :

℞ Poudre d'ipéca.................... 30 à 60 centigr.
Sirop d'ipéca.......... .... 30 grammes.

Cuillerée à café ou à dessert suivant l'âge, de dix en dix minutes jusqu'à effet.

2° Donner ensuite :

℞ Chlorhydro-sulfate de quinine.. . 10 à 30 centigr.

dans un peu de café ordinaire ou dans du café de chiccorée, en suppositoire ou en lavement si l'enfant est jeune.

3° Bottes d'ouate et taffetas gommé.

4° Toutes les deux heures, faire une irrigation (1) d'eau

(1) Les irrigations ont une importance capitale dans le traitement des angines; aussi importe-t-il de les faire avec soin. Dès que je suis appelé pour un enfant qui a *mal à la gorge*, la gorge rouge, avec ou sans points blancs, avec fièvre, malaise, je n'hésite pas à prescrire les irrigations et, au besoin, à donner moi-même la première, pour initier la famille au *modus faciendi*. Voici comment on doit procéder :

Si l'enfant est docile, il n'y a aucune difficulté, tandis qu'il a sa tête penchée au-dessus d'une cuvette, à lui faire passer dans la gorge un demi-litre et plus d'eau bouillie, d'une solution boriquée, naphtolée, salicylée, etc.

Si l'enfant est indocile, il faut l'enrouler dans un drap qui, lui prenant les bras et les jambes, l'enveloppe entièrement. On l'assied alors sur une personne capable de le maintenir, qui, assise

de guimauve boriquée, saturée, chaude, suivie d'un badigeonnage léger avec le collutoire :

> ℞ Borax .... 4 grammes.
> Miel rosat .... 30 —

5° Si l'enfant est déjà grand, on le fera se gargariser avec :

> ℞ Infusion de feuilles de coca .... 10 grammes.
> Pour eau .... 1.000 —
> Borax .... 20 —
> Glycérine .... 60 —

6° Toutes les deux heures, donner une tasse de lait, puis bouillon, potages, laits de poule, œufs, crèmes, etc.

7° Garder l'enfant au lit jusqu'à la chute de la fièvre et à la chambre jusqu'à guérison de l'angine.

II. — *Angine avec points blancs.*

1° Faire le même traitement que pour I (en exami-

elle-même sur une chaise contre le dossier de laquelle elle appuie son dos, embrasse, de ses deux mains le front de l'enfant, dont elle applique solidement la tête contre sa poitrine, tandis que, de ses jambes, elle enlace celles de l'enfant.

Avec un peu de patience, on arrive à faire ouvrir la bouche de l'enfant (au besoin, on lui pince le nez) et à la maintenir ouverte avec une cuiller, et, comme tout est prêt d'avance, on dirige le jet de l'irrigateur vers le fond de la gorge du petit malade sur les amygdales, en ayant soin de pencher sa tête en avant, afin que le liquide ne soit pas avalé, mais tombe dans la cuvette placée devant lui.

Pour un petit enfant, cet inconvénient est tout à fait évité si on donne l'injection pendant qu'il est couché à plat ventre sur les genoux de la garde, qui, d'une main, assujettit son corps et, de l'autre, lui maintient la tête au-dessus de la cuvette. Je me suis toujours bien trouvé de cette pratique qui prépare l'enfant au traitement d'angines plus graves, où il est important d'agir vite.

nant soigneusement la qualité des concrétions, qui ne doivent pas être adhérentes et qui se désagrègent aisément).

2° Nettoyer le fond de la gorge et les amygdales à l'aide du gargarisme (comme pour I) ou d'une irrigation chaude d'eau boriquée, saturée, et faire un premier badigeonnage avec de l'ouate hydrophile enroulée à l'extrémité d'une pince à forcipressure.

3° Après ce badigeonnage *à sec*, faire un nouveau badigeonnage avec le collutoire (1) :

℞ Acide salicylique.............;....	50 centigr.	
Alcool.........................._	20 grammes.	
Glycérine.....................:	30	—
Infusion d'eucalyptus..........	50	—

4° Donner la potion suivante par cuillerée à café ou à dessert (suivant l'âge) :

℞ Benzoate de soude.............	3 grammes.	
Julep gommeux.................	150	—

5° Quand la gorge va bien, terminer par une purgation :

℞ Huile de ricin.	
Sirop d'orgeat...............	ā̄ā 10 à 20 grammes.

6° Ne livrer l'enfant au grand air et à sa vie habituelle qu'avec précaution, et continuer pendant plusieurs jours les gargarismes ou irrigations, une fois au moins le matin et le soir.

(1) L'acide salicylique est excellent à employer dans ces cas-là, car il agit à la fois comme parasiticide et comme astringent.

III. — *Angine catarrhale chronique. Amygdalites à répétition.*

A. Dans les états aigus, traitement ordinaire de l'angine catarrhale.

B. En dehors des poussées aiguës :

1° Badigeonner le matin la gorge avec le collutoire :

℞ Tannin.......................... 4 grammes.
   Glycérine........................ 30   —

2° Deux fois par semaine, remplacer ce collutoire par la solution :

℞ Nitrate d'argent.................... 50 centigr.
   Eau distillée........................ 15 grammes.

3° Faire gargariser l'enfant assez grand pour cela tous les matins avec de l'eau de Labassère tiédie au bain-marie.

4° Pendant quinze jours, donner à boire le matin un demi à trois quarts de verre à bordeaux de la même eau dans du lait chaud et, pendant les quinze jours suivants, la même quantité d'eau du Mont-Dore ou de La Bourboule.

5° En été, saison à une station sulfureuse, Saint-Honoré, Luchon, etc., s'il y a lymphatisme manifeste; à une station arsenicale, le Mont-Dore, La Bourboule, s'il y a plutôt arthritisme.

IV. — *Angine chronique avec hypertrophie des amygdales.*

1° Attouchements quotidiens avec du jus de citron ou avec du perchlorure de fer ou avec de la teinture d'iode.

2° Si l'on n'arrive pas à réduire le volume des amygdales, recourir à la galvanopuncture répétée de semaine
en semaine, ou plus souvent, jusqu'à ce que les glandes
soient convenablement diminuées ou détruites.

V. — *Angine diphtérique* (Voir *Diphtérie*).

VI. — *Angine gangreneuse.*

(Amygdales ulcérées, déchiquetées, noirâtres, d'où
s'échappe une sanie infecte.)

1° Limiter la gangrène avec le galvano-cautère ou le
thermocautère, ou, ainsi que le fait M. Descroizilles, par
des attouchements avec :

    ℞ Acide chlorhydrique............ 1 à 2 grammes.
      Miel rosat...................... 30   —
      Eau de laitue................... 100   —

2° Badigeonner avec :

    ℞ Acide phénique................. 2 grammes.
      Glycérine 50   —

2° Faire gargariser avec de l'eau boriquée, saturée,
chaude, ou avec :

    ℞ Acide salicylique............. 1 gramme.
      Alcool........................ 25 grammes.
      Eau bouillie chaude.......... 1.000   —

3° Irrigations avec les mêmes solutions.

4° Pulvérisations avec le mélange antiseptique indiqué
pour V et VI, ou avec la préparation :

    ℞ Créosote...................... 10 grammes.
      Alcool........................ 100   —
      Eau distillée................. 1.000   —

en plaçant l'enfant la bouche ouverte devant le pulvérisateur pendant cinq minutes toutes les heures.

5° Potion par cuillerée à café ou à dessert, de deux en deux heures :

℞ Extrait mou de quinquina......   2 à 4 grammes.
Teinture de cannelle...........   X à XX gouttes.
Sirop de groseille .... }
Vin de Malaga................ }   āā 30 grammes.
Julep gommeux...............   60   —

6° Régime tonique et réparateur, à base de lait, œufs, crèmes, gelées, jus et bouillons de viande, bifteck, pulpe de viande crue, viande saignante, etc., puis retour progressif aux aliments ordinaires.

Bon vin de Bordeaux, d'Espagne, de Champagne, coupé d'eau ; café, chocolat, grog, etc.

7° Changement d'air.

VII. — *Angine dite herpétique.*

(Souvent diagnostiquée par quelques vésicules d'herpès labialis ; vésicules sur les amygdales, les piliers, la luette, le voile du palais, discrètes ou confluentes, parfois alors donnant le change avec la diphtérie par les pellicules blanchâtres, membraneuses, assez adhérentes. A surveiller et, dans les cas douteux avec engorgement ganglionnaire, recourir à l'examen bactériologique.)

1° Faire le traitement de l'angine catarrhale (I et II).

2° Dans les cas douteux, faire le traitement de l'angine diphtérique légère (Voyez ce mot).

3° Traitement général de l'arthritisme quand l'angine est guérie.

VIII. — *Angine phlegmoneuse, dite amygdalite suppurée.*

A. — 1° *Avant l'abcès*, pendant les sept ou huit jours qui précèdent la formation du pus autour de l'amygdale, donner le gargarisme calmant suivant :

℞ Infusion de feuilles de coca......... 10 grammes.
   Pour eau............................ 500 —
   Acide phénique..................... 1 gramme.
   Sirop diacode...................... } ãã 25 grammes.
   Glycérine.......................... }

Ou, si l'enfant ne peut se gargariser, le badigeonnage salicylé et des irrigations d'eau de guimauve boriquée chaude.

2° Faire l'antisepsie au moyen de la potion suivante :

℞ Bétol............................. 2 à 3 grammes.
   Julep gommeux..................... 150 —

par cuillerée à dessert, de deux en deux heures.

3° Onctions au niveau des angles des mâchoires avec onguent napolitain belladoné, et appliquer ouate et taffetas gommé.

B. — *L'abcès est formé*. On peut quelquefois le faire percer au moyen d'un vomitif. Sinon, il faut l'ouvrir au moyen du bistouri ou du galvano-cautère (que l'on dirige parallèlement à la joue, pour ne pas atteindre les vaisseaux carotidiens); faire gargariser avec :

℞ Acide phénique.................... } ãã 1 gramme.
   Acide salicylique................. }
   Alcool............................ Q. s. pour dissoudre·
   Infusion d'eucalyptus............. 1 litre.

tiédi chaque fois.

Appendicite.

(SECONDE ENFANCE)

I. — *Première atteinte* (1).

1° Calmer les douleurs en donnant :

Toutes les heures, une des pilules suivantes :

℞ Extrait thébaïque...................... 5 centigr.

en 20 pilules.

Jusqu'à 10 par jour pour un enfant de sept à dix ans. — Le double après cet âge.

Au besoin, recourir à la piqûre de morphine avec précaution ; deux à quatre gouttes d'une solution au centième.

2° Onctions légères sur le ventre avec :

℞ Baume tranquille................. 100 grammes.
　Laudanum 20   —

et cataplasmes chauds très légers.

3° Contre les vomissements :

Potion Rivière, eau glacée pure ou coupée de champagne.

4° Lavement matin et soir avec :

(1) C'est à la suite d'une lésion de l'appendice vermiforme (ulcération, perforation, gangrène par corps étrangers, tels que pépins et noyaux de fruits, débris d'os, graines de haricots, etc.) qu'éclate brusquement une douleur de la fosse iliaque droite avec fièvre, tympanisme, vomissements, constipation, signes de péritonite.

℞ Borate de soude.................. 10 grammes.
  Eau bouillie...................... 1.000   —

Divisez en deux doses.

5° Si, après deux jours au plus, les accidents, loin de s'améliorer, s'aggravent : intervention chirurgicale.

6° *Régime*. — L'enfant sera maintenu au lit et à la diète absolue. Il ne boira que par petites quantités de l'eau pure ou teintée de lait les deux premiers jours. puis de plus en plus de lait s'il marche vers la guérison. Il aura ensuite progressivement du bouillon, des laits de poule, des œufs à la coque sans pain, des potages et, pendant la convalescence, des aliments en purée.

On continuera à le soumettre à une hygiène alimentaire sévère, pour éviter une rechute. Il ne prendra aucun aliment qui puisse jouer le rôle de corps étranger dans l'intestin, et ne restera jamais constipé.

II. — *Appendicite à rechutes.*

Si, malgré le régime sévère et les précautions, l'enfant a une ou deux autres atteintes, ne pas attendre qu'il soit emporté par une perforation intra-péritonéale avec péritonite généralisée, intervenir pendant l'accalmie qui suit la crise.

Arthritisme (1).

1° Alimentation réglée, à heures fixes ; laitage, œufs, viandes tendres bien cuites à un seul repas ; légumes très cuits ou en purée ; fruits cuits ou bien mûrs. Pas de viande en excès, de viande avancée, ni de gibier, ni de crustacés ; pas d'épices, de vin, de café, de thé.

Comme boisson : le lait à tous les repas, et, quand l'enfant s'en lassera, de la bière légère, amère, coupée d'eau.

2° S'il y a déjà eu des manifestations (rhumatismes, névralgies, migraines, asthme, etc.), donner, un mois sur deux, pendant quinze jours, avant les repas, dans un peu d'eau, une à quatre gouttes de liqueur de Fowler ; et pendant quinze jours, avant chaque repas, une cuillerée à café de la préparation :

℞ Iodure de sodium.................... 10 grammes.
   Sirop d'écorce d'orange amère..... 200   —

Et le mois suivant donner aux repas de l'eau de Vals ou de Vichy.

(1) Le médecin ne devrait pas être consulté seulement pour combattre une maladie qui arrête un enfant dans sa vie ordinaire, mais bien dans l'état de santé, afin qu'il lui soit donné d'étudier l'enfant et de pouvoir diriger son hygiène qui permette de le remettre dans la bonne voie quand peut-être il a été mal aiguillé et aussi pour pouvoir combattre efficacement telle disposition héréditaire qui se devine dès les premiers temps de la vie. Ainsi, l'arthristisme, qui est un trouble général de la nutrition, le plus souvent héréditaire, peut être amélioré ou aggravé suivant que l'hygiène et la médecine interviendront ou n'interviendront pas.

3° Deux jours par semaine, suspendre le traitement et donner, le matin, dans un quart de verre d'eau, une cuillerée à café de :

℞ Soufre sublimé...................⎫
Crème de tartre...................⎬ āā 20 grammes.
Magnésie.........................⎭
Essence d'anis................... 1 gramme.

4° Vêtements de laine, flanelle, endurcissement aux variations de température par des pratiques hydrothérapiques et des frictions, le matin, sur tout le corps avec un gant de flanelle ou de crin.

5° Vie au grand air, dans un climat et un logement plutôt secs.

6° Exercice, vie active, gymnastique, équitation, escrime, jeux, etc., et pas trop de sédentarité.

7° Pas de surmenage intellectuel.

8° En été, station d'altitude moyenne.

Envoyer à *Aix-les-Bains* l'arthritique s'il est gros et gras, disposé aux douleurs et raideurs articulaires.

A *Néris*, *Bigorre*, s'il est nerveux et irritable ; à *La Bourboule*, s'il est mou et lymphatique ; à *Plombières*, s'il est dyspeptique ; à *Vals*, s'il a des troubles du foie ; à *Contrexéville*, s'il a du sable rouge ; à *Châtelguyon*, s'il est constipé.

Asphyxie des nouveau-nés.

1° Plonger le bébé dans un bain sinapisé, le flageller avec un linge mouillé.

2° Opérer les tractions rythmées de la langue à l'aide d'une compresse qui entoure cet organe, en exerçant douze à quinze tractions régulières et rythmées par minute.

3° Insufflation d'air, à l'aide du tube de Ribemond.

a) On plonge l'insufflateur dans l'arrière-bouche et on se sert de la poire comme *aspirateur* pour retirer les mucosités contenues dans le pharynx et le larynx.

b) On recommence en faisant alors l'insufflation dans la trachée, d'une manière lente et continue.

Asthme.

I. — *Crise d'asthme simple.*

1° Donner de l'air en ouvrant les fenêtres, sans produire de courants d'air, et appliquer des cataplasmes sinapisés ou des sinapismes sur les membres.

2° Si on ne peut ouvrir les fenêtres ou si le moyen n'a pas réussi, faire des fumigations de datura, de papier nitré, ou verser quelques gouttes de pyridine, d'éther, d'iodure d'éthyle (pour des adolescents), dans le voisinage du petit asthmatique, sur un mouchoir ou dans une soucoupe. J'ai souvent soulagé des asthmatiques qui vivaient dans une atmosphère surchauffée et sèche en plaçant sur une lampe à alcool une grosse bouillotte contenant, en ébullition permanente, de l'eau et des feuilles d'eucalyptus.

3° Donner la potion par cuillerée à dessert de quart d'heure en quart d'heure :

℞ Teinture de belladone............	V à X	gouttes.
Teinture de grindelia............	X à XX	—
Teinture de lobelia inflata.......	XX à XXX	—
Sirop d'éther................	10 à 20	grammes.
Sirop de fleur d'oranger........	20	—
Eau de tilleul................	90	—

4° S'il *n'y a pas d'amélioration*, donner une dose d'antipyrine proportionnée à l'âge (10 centigrammes par an d'âge) d'un seul coup, dans un peu d'eau sucrée.

II. — *Crise d'asthme avec bronchite aiguë ou congestion pulmonaire.*

1° Couvrir la poitrine de cataplasmes sinapisés ou de ventouses sèches.

2° Fumigations et inhalations comme pour I.

3° Potion par cuillerée à café ou à dessert, de quart d'heure en quart d'heure :

℞ Teinture alc. de belladone....... V à X gouttes.
   Sirop d'ipéca..................... ⎞
   Sirop d'éther.................... ⎬ āā 10 grammes.
   Sirop de codéine................. ⎠
   Sirop de fleur d'oranger......... 30 —
   Eau de tilleul................... 60 —

III. — *Asthme spasmodique simple en dehors des crises.*

1° Donner avant les deux repas principaux une cuillerée à café ou à dessert de :

℞ Iodure de potassium............. 5 à 10 grammes.
   Sirop de baume de Tolu.......... ⎞ āā 100 —
   Sirop d'écorce d'orange amère.... ⎠

pendant quinze jours.

2° Pendant les quinze jours suivants, avant les deux repas principaux, une cuillerée à café de :

℞ Arséniate de soude.............. 5 centigr.
   Eau distillée.................... 200 grammes.

dans un peu d'extrait de malt ou de bière amère.

3° Deux jours par semaine, suspendre le traitement et donner le matin, dans un peu d'eau sucrée, une cuillerée à café de la poudre laxative suivante :

℥ Soufre sublimé... ....)
  Crème de tartre................... } āā 15 grammes.
  Magnésie ....)
  Essence d'anis................,.....   1 gramme.

4ᵐ Alimentation simple d'où seront exclus les mets épicés ou de haut goût, le poisson, etc.

5° Frictions le matin sur tout le corps au gant de flanelle ou de crin.

6° Exercice au grand air le plus possible.

7° L'été, une saison au Mont-Dore ou aux Pyrénées.

IV. — *Asthme avec bronchite chronique et emphysème.*

1° Traitement comme I et 2° de III.

En outre :

2° Le matin, pendant quinze jours, un quart de verre d'eau de Labassère dans du lait chaud.

3° Pendant les quinze jours suivants, une cuillerée à dessert, matin et soir, du sirop suivant, dans du lait chaud :

℥ Iodure de calcium .... 5 à 10 grammes.
  Sirop de tolu.................)
  Sirop de capillaire........... } āā 100   —
  Sirop de codéine.... .... 30 à 50   —

4° Tous les deux jours, badigeonner la poitrine, alternativement en avant et en arrière, avec de la teinture d'iode.

5° Bains d'air comprimé.

6° En été, cure d'air dans une altitude moyenne, ou saison à Allevard, Cauterets, Eaux-Bonnes, Enghien, Saint-Honoré, le Mont-Dore, La Bourboule.

V. — *Asthme chez les paludiques.*

1° Traitement général comme pour III, en insistant sur l'arséniate de soude, vingt jours par mois pour dix jours de la préparation iodurée.

2° Pendant la période des accès, donner deux fois par jour :

℞ Chlorhydro-sulfate de quinine.... 10 à 25 centigr.

En cachet, lavement ou suppositoire, ou la potion :

℞ Chlorhydro-sulfate de quinine.. 20 à 40 centigr.
  Sirop de groseille...................... 30 grammes.
  Eau distillée........................ 60   —

Cuillerée à dessert d'heure en heure, et les petits moyens indiqués pour I.

VI. — *Asthme des foins.*

1° Pendant les accès (1), introduire dans les narines un tampon d'ouate hydrophile, imbibé du mélange :

℞ Chlorhydrate de cocaïne............ 50 centigr.
  Eau distillée de laurier-cerise........ 10 grammes.

2° Donner la potion :

℞ Antipyrine............. 50 centigr. à 1 gramme.
  Sirop de fleur d'oranger............. 30 grammes.
  Eau distillée...................... 90   —

(1) Huchard conseille de faire des insufflations dans les narines plusieurs fois par jour avec la poudre composée :

℞ Sulfate de quinine.................... 3 grammes.
  Benjoin pulvérisé 6   —

Une cuillerée à dessert de demi-heure en demi-heure.

Ou la potion à la quinine comme pour V.

3° Envoyer l'enfant au bord de la mer ou dans les montagnes.

4° Soigner la cause (goutte, névropathie, rhinite hypertrophique).

5° Mont-Dore ou La Bourboule.

Blépharite.

1° Appliquer des compresses d'ouate hydrophile imbibée d'eau boriquée chaude jusqu'à la chute des croûtes qui recouvrent les bords palpébraux.

2° Onctions sur les bords palpébraux avec la pommade suivante, matin et soir :

℞ Précipité jaune......................... 20 centigr.
  Vaseline.............................. 10 grammes.

3° Traitement général de la scrofule et de l'anémie (Voir ces mots).

4° Uriage, La Bourboule, Challes.

Bronchites.

I. — *Bronchite subaiguë, légère, apyrétique. Rhume.*

1° Garder l'enfant à la chambre.

2° Alimentation légère aux deux principaux repas.

Le matin, à l'heure du premier déjeuner, à quatre heures pour le goûter et au moment du coucher, du lait chaud, sucré avec du sirop de tolu.

Le nourrisson n'aura que le sein comme aliment et comme médicament.

3° Toutes les deux heures, entre les repas, une cuillerée à dessert de la potion :

℞ Alcoolature de racines d'aconit... V à X gouttes.
Eau distillée de laurier-cerise.... 5 à 10 grammes.
Sirop de fleur d'oranger......... 30   —
Eau gommeuse............... 120   —

4° Papier chimique sur la poitrine, en avant et en arrière.

II. — *Bronchite aiguë, intense, fébrile.*

1° Tenir l'enfant au lit avec des bottes d'ouate et taffetas gommé.

2° Lait chaud, potages légers, laits de poule et pas d'aliments solides tant que dure la fièvre.

3° Donner la potion comme pour I, 3°, telle que ou dians une infusion chaude de fleurs pectorales, et, si la toux est pénible, quinteuse, la potion suivante de la même façon :

℞ Looch blanc..........................   125 grammes.
Sirop de codéine................... ⎫
Sirop de belladone................. ⎬ āā 5 à 10   —
Sirop de tolu....................... ⎭
Sirop de tolu..........................   20   —

4° S'il y a courbature, dépression des forces, donner de préférence la potion suivante :

℞ Julep gommeux................... 120 grammes.
Eau-de-vie vieille............... 10 à 20   —
Sirop de quinquina..............   20   —
Benzoate de soude ....   2 à 3   —

5° Appliquer matin et soir un cataplasme sinapisé sur la poitrine, en avant et en arrière, ou, pour les enfants au-dessus de deux ans, faire un badigeonnage iodé et appliquer une feuille d'ouate par-dessus l'iode.

6° Au début, s'il y a embarras d'estomac, donner un vomitif :

Poudre d'ipéca......................   20 à 60 centigr.
Sirop d'ipéca......................   30 grammes.

Une cuillerée à café de dix en dix minutes jusqu'à effet.

7° Si la fièvre est vive, donner dans la matinée :

℞ Chlorhydro-sulfate de quinine..... 15 à 30 centigr.

dans un peu de café noir ou de confiture.

8° A la fin, une cuillerée à café de magnésie anglaise, dans un peu d'eau sucrée, avant le petit repas du soir.

9° Chambre chaude (18° environ), chaleur entretenue par un peu de bois dans une bonne cheminée, qui assure, d'autre part, la ventilation de la pièce.

10° Précautions pour livrer à l'air du dehors l'enfant

qui ne tousse plus : première sortie en voiture, l'enfant étant bien couvert et par un beau temps.

III. — *Bronchite capillaire* (Voir plus loin *Broncho-pneumonie*).

IV. — *Bronchite avec poussées congestives.*

1º Traitement comme pour II et III.

2º Cuillerée à café de dix en dix minutes, jusqu'à effet nauséeux ou vomissement, de :

℞ Poudre d'ipéca............... 30 centigr. à 1 gramme.
  Sirop........................ 30 grammes.

3º Insister sur les grands cataplasmes sinapisés, les ventouses sèches couvrant tout le thorax ; enveloppement ouaté des jambes.

4º En cas d'insuccès, recourir aux enveloppements humides de compresses imbibées d'eau froide, recouvertes de taffetas gommé et renouvelées de quart d'heure en quart d'heure, puis de demi-heure en demi-heure.

V. — *Bronchite avec laryngo-trachéite* (Voir *Laryngite striduleuse* (faux croup).

VI. — *Bronchite chez les névropathes et les hystériques.*

1º Traitement comme pour I et II.

2º Matin et soir :

Bromure de potassium, 20 centigrammes à 1 gramme, dans du bouillon ou autrement.

3° Quand se produit le chatouillement de la gorge qui provoque les quintes, la badigeonner avec :

℞ Chlorhydrate de cocaïne............ 50 centigr.
  Eau distillée........................ 30 grammes.

VII. — *Bronchite avec sécrétion exagérée.*

1° Même traitement que pour II.

2° La potion par cuillerée à dessert de deux en deux heures :

℞ Ox. blanc d'antimoine........... 20 à 40 centigr.
  Sirop de polygala.............. 30 grammes.
  Julep gommeux................ N° 1.

Remplacée à la fin par la suivante :

℞ Terpine.................... 10 à 20 centigr.
  Eau-de-vie.................... 10 grammes.
  Sirop de quinquina............ 20 —
  Julep gommeux.............. 60 —

Cuillerée à café ou à dessert de deux en deux heures.

3° Un vomitif tous les deux ou trois jours.

4° Un demi-verre à un verre à bordeaux d'eau d'Eaux-Bonnes, matin et soir, dans du lait chaud.

5° Inhalations de goudron et térébenthine. Une cuillerée à café ou à dessert d'essence dans un plat de goudron sur une veilleuse, jour et nuit.

VIII. — *Bronchite à répétition.*

1° Pendant les poussées aiguës, faire comme pour I et II.

2° En dehors des poussées, endurcir l'enfant contre le froid et l'aguerrir aux variations de température par la vie au grand air, les lotions d'eau tiède, puis froide, suivies de frictions et d'exercice physique, gymnastique, etc.

3° Tous les mois, donner pendant quinze jours, avant les deux repas principaux, dans un verre à madère d'extrait de malt, une cuillerée à café de la solution :

℞ Arséniate de soude................. 5 centigr.
 Eau distillée...................... 200 grammes.

en alternant de quinze en quinze jours avec une cuillerée à dessert de sirop iodo-tannique.

4° En hiver, envoyer l'enfant dans un climat sec, ni froid, ni chaud.

5° En été, faire suspendre tout traitement et prescrire une cure à une station arsenicale ou sulfureuse : le Mont-Dore, La Bourboule ou Saint-Honoré, Cauterets, Enghien, Pierrefonds.

IX. — *Bronchite chronique.*

A. — Pendant les reprises ou retours à l'état aigu, suivre le traitement indiqué pour la bronchite aiguë.

B. — Pendant les intervalles :

1° Badigeonner tous les jours la poitrine, alternativement en avant et en arrière, avec la teinture d'iode.

2° Le matin, eau sulfureuse de Labassère ou d'Eaux-Bonnes, 1/4 à 2/3 de verre à bordeaux dans du lait chaud, alternant avec de l'eau arsenicale (Mont-Dore, La Bourboule), la même quantité et de la même façon, de quinze en quinze jours.

3° Aux repas du matin et de midi, une cuillerée à dessert ou à soupe d'huile de foie de morue, en hiver.

4° Quand on suspend l'huile de foie de morue, donner de l'eau de goudron aux repas, dix à quinze jours par mois, ou la préparation balsamique suivante :

℞ Sirop de térébenthine..........	ãã 100 grammes.
Sirop de baume de tolu........	

Une cuillerée à café ou à dessert matin et soir dans une tasse de tisane de bourgeons de sapin.

5° En été, suspendre les eaux arsenicales ou sulfureuses et donner le sirop iodo-tannique, alterné, de quinze en quinze jours, avec la solution arsenicale comme 2° de VIII.

6° Contre les quintes de toux, donner deux fois par jours, à dix heures et à quatre heures, cinq à dix gouttes de la mixture suivante dans un peu de grog chaud ou de tisane :

℞ Teinture de belladone..................	ãã
Alcoolature de racines d'aconit.........	

7° En été, saison au Mont-Dore pour les enfants de cinq à dix ans; de dix à quinze ans, La Bourboule, Eaux-Bonnes, Saint-Honoré, Enghien, Pierrefonds, etc.

8° La nuit, laisser dans la chambre de l'enfant en permanence un plat de goudron sur la veilleuse.

9° Régime : laitage, lait salé, tartines de beurre, saupoudrées de phosphate de chaux, crèmes, etc., viandes rôties, viande crue, poudres de viandes, jambon, œufs sous toutes les formes, légumes féculents et farineux, etc.

Broncho-pneumonies (1).

I. — *Broncho-pneumonie de moyenne intensité.*

(Râles de bronchite généralisée, avec foyers de sub-matité et de souffles fixes ou mobiles, bruits de tempête, dyspnée, etc.)

1° Commencer par désobstruer les bronches, si l'enfant n'est pas déprimé. Pour cela, donner un petit vomitif :

℞ Poudre d'ipéca (2).................. 30 à 60 centigr.
   Sirop d'ipéca.................... 30 grammes.

Une cuillerée à café de dix en dix minutes, jusqu'à effet.

2° Tenir l'enfant couché, à demi assis, ou mieux dans les bras s'il s'agit d'un nourrisson, pour faciliter la respiration et l'hématose ; les pieds seront enveloppés dans des bottes d'ouate et taffetas gommé.

3° Couvrir de ventouses sèches ou de cataplasmes sinapisés la poitrine en avant, en arrière et sur les

(1) Quand on sait que la broncho-pneumonie survient dans le cours d'un simple rhume ou comme complication justement redoutée des maladies infectieuses : grippe, rougeole, coqueluche, fièvre typhoïde, diphtérie (elle est aussi souvent tuberculeuse chez les enfants du premier âge), on doit s'attacher à la prévenir par des précautions convenables et des soins d'hygiène bien entendus.

(2) 10 centigrammes au-dessous d'un an et augmenter de 5 ou 10 centigrammes par an d'âge.

côtés, ou plonger l'enfant dans un bain sinapisé (à 35°) pendant cinq minutes.

Après cela, entourer tout le thorax de l'enfant d'ouate et de taffetas gommé, et renouveler les ventouses sèches tous les jours ; ou appliquer, suivant les besoins, des cataplasmes sinapisés, de petites mouches laissées en place deux ou trois heures seulement aux points où se font les poussées.

4° On combattra la dyspnée et la tendance à la cyanose en donnant la potion suivante par cuillerée à café ou à dessert, d'heure en heure :

℞ Acétate d'ammoniaque....... ... 1 à 2 grammes.
  Sirop d'éther...................   10   —
  Eau-de-vie vieille.............. 10 à 20   —
  Eau distillée de menthe..........   10   —
  Eau distillée de tilleul...........   90   —

5° Contre la fièvre, donner la quinine par la bouche ou en suppositoires (15 à 30 centigrammes par jour), en tenant, d'ailleurs, compte de l'âge.

6° S'il y a une toux quinteuse et que le cœur se fatigue, donner la potion :

℞ Alcoolature de racines d'aconit.. ⎫
  Teinture alcoolique de digitale.. ⎭ āā V à X gouttes.
  Sirop de quinquina.................   20 grammes.
  Eau de tilleul.....................   80   —

Par cuillerée à dessert de deux en deux heures et cesser après trois ou quatre jours.

7° Contre l'agitation et l'insomnie, la potion suivante :

℞ Hydrate de chloral............... 30 à 50 centigr.
  Sirop d'éther,....................   10 grammes.
  Sirop de fleur d'oranger..........   20   —
  Eau de tilleul   80

Par cuillerée à dessert d'heure en heure dans la soirée et la nuit.

8° Chambre vaste, chauffée à 18° et ventilée convenablement.

9° Le lait, plus tard les crèmes, les bouillons, potages, œufs, laits de poule, etc.

II. — *Broncho-pneumonie grave.*

(Hyperthermie, agitation, délire, convulsions, dyspnée, etc.)

1° Même traitement que pour la forme moyenne.

2° Dès que la température s'élève, malgré la quinine, donner un bain tiède à 35°, 32°, 30°, dans la soirée, au fort de l'accès, et, au besoin, y revenir deux fois par jour.

3° Si la température ne baisse pas, dans l'intervalle des bains entourer le thorax de compresses réfrigérantes, bien exprimées et recouvertes de taffetas gommé (1). On changera les compresses dès qu'elles seront

(1) C'est, dit Le Gendre, à l'emploi judicieux de l'hydrothérapie qu'il faut demander le moyen de lutter contre la fièvre et les troubles nerveux dans cette maladie. Les enveloppements partiels dans des compresses humides, l'enveloppement total dans le drap mouillé, le bain tiède avec ou sans affusion froide, les bains froids, sont les ressources que nous offre ici la médication hydrique.

Pour employer les *compresses réfrigérantes*, il faut avoir des coupons de tarlatane pliée en plusieurs doubles, d'une longueur et d'une hauteur suffisantes pour envelopper le thorax. On les trempe dans l'eau à la température de la chambre, coupée d'un quart d'alcool camphré ; on exprime et on applique rapidement autour du thorax de l'enfant, qui a été déshabillé et enveloppé

chaudes, tous les quarts d'heure, puis toutes les demi-heures, toutes les heures, jusqu'à sédation des symptômes alarmants.

4° S'il n'y a pas d'amélioration notable, recourir à l'enveloppement du corps entier dans le drap mouillé, exprimé, ou, enfin, aux bains frais ou froids (1) de cinq

dans une couverture de laine. Par-dessus la compresse, on place une pièce de taffetas gommé fin et de mêmes dimensions.

(1) Despine et Picot, Baginski, Le Gendre, grands partisans de la méthode réfrigérante, en recommandent l'emploi. Hutinel en a précisé les indications. Il pense qu'ils réussissent mieux dans les broncho-pneumonies, à *pneumocoque* à allures franches que dans celles à *coli bacilles*. Il faut les proscrire quand le poumon est hépatisé sur une grande étendue et que le cœur fonctionne mal. Le Gendre emploie les bains à température successivement moins chaude, en commençant à deux degrés au-dessous de la température initiale du malade : 38° s'il est à 40°. Le premier bain est court, cinq minutes, pour y accoutumer l'enfant; une heure après, il en redonne un de dix minutes; deux heures après, un d'un quart d'heure ; puis de trois en trois heures à 30°, 25° et 20° dans les cas plus graves.

Après les bains, tous les médecins qui les ont mis en pratique ont signalé d'abord l'abaissement de la température, le relèvement du système nerveux, la diminution de la dyspnée, l'augmentation de la sécrétion urinaire, qui élimine les toxines, l'accroissement de toutes les sécrétions, le retour de l'appétit et du sommeil.

On doit satisfaire à ce retour de l'appétit en donnant surtout du lait et on laissera l'enfant dormir, bien enveloppé tout nu dans sa couverture de laine, tenu à demi assis dans les bras ou soutenu dans son lit par des coussins de crin qui lui feront un plan incliné.

Les bains froids, même courts, sont souvent suivis *d'apnée*. Marfan les combat par les tractions rythmées de la langue. Contre l'adynamie, il emploie l'alcool et les injections sous-cutanées d'huile camphrée, répétées deux fois par jour (un quart de gramme à chaque fois) et enfin la digitale (10 centigrammes de poudre en macération, à prendre dans les vingt-quatre heures).

Cadet de Gassicourt est partisan du bain tiède; il veut qu'on

minutes de durée, bains froids qui sont toujours indiqués quand la température monte à 41°, surtout s'il y
a anurie.

5° D'heure en heure, la potion suivante par cuillerée
à café ou à dessert :

    ℞ Teinture alcoolique de digitale...   V à X gouttes.
     Benzoate de soude................   2 grammes.
     Eau-de-vie......................   20   —
     Julep gommeux...................   100   —

6° De deux heures en deux heures, une tasse, petite
ou grande, de lait sucré avec une cuillerée à café de
lactose et, après chaque bain, un peu de grog ou de vin
de Malaga, coupé d'eau.

7° Appliquer de petits vésicatoires larges comme une
pièce de cent sous ou de deux francs, en place trois ou
quatre heures, renouvelés après huit ou douze heures,
sur la poitrine en avant, en arrière et sur les côtés.

8° Après la chute de la température, traitement
comme pour la forme moyenne.

III. — *Convalescence et suites.*

1° S'il s'agit d'un enfant encore au sein, ne pas
songer au sevrage avant longtemps. Pour un enfant
sevré qui a plus de deux ans, donner une alimentation
de plus en plus substantielle : lait coupé d'un peu de
café, de chocolat, œufs, crèmes, potages, jus de viandes,

ait souci d'expliquer aux familles qui résistent à ce moyen
thérapeutique qu'un bain convenablement donné ne refroidit
pas un enfant, à la condition de ne pas l'essuyer à la sortie,
mais de l'envelopper immédiatement dans une flanelle ou dans
une couverture de laine.

gelées, bouillon américain, pulpe de viande crue ou cuite, purées, etc., un peu de bon vin de Bordeaux coupé d'eau, de la bière amère ou de l'extrait de malt.

2° Le matin, donner pendant quinze jours une tasse de lait d'ânesse, un peu salé et additionné d'un quart à un demi-verre à bordeaux d'eau de Labassère; et, pendant quinze jours, lait d'ânesse avec eau du Mont-Dore ou de La Bourboule, de la même façon.

3° A midi :

a) Donner une cuillerée à dessert ou à soupe de sirop de quinquina et une dose double d'huile de foie de morue ensemble dans le même verre, pendant quinze jours.

b) Et pendant les quinze jours suivants, une cuillerée à dessert, ou à soupe du sirop d'iodure de fer.

4° Dans la journée, deux ou trois pilules de terpine à 10 centigrammes pour les enfants grands et la même quantité, en potion ou autrement, pour les enfants jeunes de deux à cinq ans. Au-dessous de cet âge, goudron et créosote sur une veilleuse en vaporisation dans la nursery (en surveillant les urines).

5° Surveiller avec soin l'état de la poitrine et revenir aux révulsifs s'il y a lieu.

6° Frictions sèches sur le corps, le matin, au gant de crin, et, quand les sorties seront possibles, les tenter par un beau temps, en voiture, à l'abri du vent.

7° En été, saison aux eaux arsenicales du Mont-Dore ou de La Bourboule, ou aux eaux sulfureuses de Luchon, Saint-Honoré, etc.

Cardiopathies chroniques.

I. — Cardiopathie valvulaire, non encore compensée.

1° Protéger l'enfant contre les inflammations et congestions de l'appareil broncho-pulmonaire : pas d'émotions vives, de surmenage, de fatigue, de course ni d'exercices violents. Surveiller chez les petites filles l'établissement de la menstruation.

2° Régler les repas, assurer les digestions et les garde-robes, insister sur le laitage, les œufs, les crèmes, les légumes verts bien cuits, les purées, les viandes bien tendres, etc.

Lait comme boisson aux repas.

3° Faire vivre l'enfant au grand air, à la campagne le plus possible, en le changeant de climat suivant la saison et tout en essayant de l'habituer à supporter les changements de température par un endurcissement bien conduit.

Lotions progressivement refroidies, suivies de frictions sèches.

4° Alterner de quinze en quinze jours les deux préparations suivantes :

℞ Liqueur de Fowler............... 10 grammes.

Une à quatre gouttes dans un petit verre de malt avant les deux repas principaux.

℞ Teinture de mars tartarisée......... 20 grammes.

Quatre à huit gouttes dans un peu d'eau, de la même façon.

5° S'il y a excitation cardiaque, suspendre l'arsenic ou le fer et donner une cuillerée à café ou à dessert, deux fois par jour, de :

℞ Bromure de calcium .... 10 grammes.
  Sirop d'écorce d'orange amère...... 100   —

6° Deux jours par semaine, jeudi et dimanche, suspendre ces médicaments et donner une cuillerée à café de magnésie anglaise dans un peu d'eau sucrée, ou tout autre laxatif dont l'enfant a l'habitude.

II. — *Cardiopathie valvulaire compensée.*

1° Lait aux repas et aliments comme pour I.
2° Quinze jours par mois, une cuillerée à café de :

℞ Iodure de sodium................... 10 grammes.
  Eau................................ 300   —

Les quinze autres jours :

℞ Liqueur de Fowler................... 10 grammes.

Quatre gouttes dans un petit verre d'extrait de malt.
3° Badigeonnages iodés, petites mouches au-devant du cœur.
4° Éviter les refroidissements, les réprimandes sé-

(1) Se souvenir que, chez les enfants, les maladies du cœur ont une prédilection pour la *valvule mitrale*, qu'elles existent longtemps sans qu'on s'en doute, parce qu'elles ne produisent pas les troubles fonctionnels que l'on trouve chez l'adulte, bien qu'elles offrent des signes physiques plus nets quand on est amené à les chercher. A part l'anémie, l'état général est très bon.

vères, les exercices violents et les fatigues physiques ; mais permettre les jeux qui ne demandent pas de mouvements désordonnés et qui n'exposent pas à une stimulation dangereuse.

III. — *Cardiopathie valvulaire, avec menace d'asystolie.*

1° Régime lacté absolu. Toutes les deux heures, jour et nuit, pendant le sommeil excepté, donner une tasse de lait, petite ou grande, coupé d'un quart d'eau de Vals et sucré avec une cuillerée à café de lactose.

2° Toutes les deux heures, dans l'intervalle du lait, donner une cuillerée à dessert de la potion suivante :

℞ Teinture de digitale.............. V à X gouttes.
   Sirop de quinquina.............. 30 grammes.
   Eau de tilleul.................... 90 —

Suspendre après quatre jours et reprendre après quatre jours de repos.

3° Tous les matins, un lavement, pour assurer la garde-robe et favoriser la diurèse.

4° Tous les dix ou quinze jours, appliquer au-devant du cœur un petit vésicatoire volant, comme une pièce de deux à cinq francs.

IV. — *Cardiopathie avec asystolie confirmée.*

1° Traitement comme pour III.

2° Alterner la potion de III avec la suivante, que l'on donnera chacune pendant quatre jours :

℞ Caféine............................... 25 à 50 centigr.
    Benzoate de soude.................. 1 à 2 grammes.
    Sirop de menthe.................... 20   —
    Eau de tilleul...................... 90   —

pour un enfant de sept à quinze ans.

V. — *Asystolie avec cyanose.*

1° Régime lacté exclusif.

2° Donner toutes les trois heures une cuillerée à dessert de la potion :

℞ Extrait de convallaria maïalis........ 50 centigr.
    Sirop de quinquina................... 30 grammes.
    Eau distillée......................... 90   —

3° Lavement d'eau tiède matin et soir.

4° Appliquer un petit vésicatoire tous les huit à dix jours.

5° Donner deux fois par semaine :

℞ Jalap.............................. ⎱
    Scammonée......................... ⎰ āā 20 à 30 centigr.

6° Si ascite et anasarque : ponctions, mouchetures.

7° S'il survient des accès soudains d'oppression : ventouses sèches et injections sous-cutanées d'éther.

Carreau.

1° Alterner, de quinze en quinze jours, les préparations suivantes, à la dose d'une cuillerée à dessert ou à
soupe :

a) Sirop iodo-tannique.

b) Sirop antiscorbutique.

c) Sirop d'iodure de fer.

2° En hiver, huile de foie de morue, le plus que l'enfant en pourra digérer.

3° En été, remplacer l'huile de foie de morue par la
liqueur de Fowler, une à quatre gouttes dans un petit
verre de malt, avant les deux repas principaux.

4° Badigeonnage iodé tous les trois jours ; petits vésicatoires volants sur les points où l'on sent les tumé-
factions bosselées et dures des ganglions mésentériques.

5° Dans l'intervalle des applications d'iode ou de vésicatoires, faire des onctions, matin et soir, avec la pommade :

> ℞ Iode.. 50 centigr.
> Iodure de potassium.................... 2 grammes.
> Axonge benzoïnée........................ 30   —

6° Lait stérilisé, bouillon, laits de poule, œufs, pulpe
de viande, poudre de viande, etc.

7° Saison à Salies-Biarritz, Salins, Bex, Argelès-
Cazost.

Céphalée de croissance.

(Seconde enfance et adolescence à partir de sept ans.)

1° Donner le matin une cuillerée à dessert de sirop de chlorhydro-phosphate de chaux.

2° A midi et le soir, dans un petit verre d'extrait de malt, cinq à dix gouttes de teinture de mars tartarisée, alternée, de quinze en quinze jours, avec une cuillerée à café de la solution :

℞ Sulfate de strychnine... .... 2 à 4 centigr.
Arséniate de soude................... 5 centigr.
Eau distillée........................ 200 grammes.

3° Alimentation phosphatée, à base de lait phosphaté, œufs, cervelles, ris de veau, poisson, viande, purées de lentilles, haricots, pois, etc.

4° Suspendre le travail intellectuel et envoyer l'enfant à la campagne ou à la montagne (altitude moyenne) pour un changement d'air.

5° Pendant les douleurs violentes, faire une friction avec le crayon ou la pommade de menthol :

℞ Vaseline................................... ⎰ āā 10 grammes.
Lanoline.................................... ⎱
Menthol.... .... 1 gramme.

6° Donner aussi la potion par cuillerée à dessert de quart d'heure en quart d'heure :

℞ Antipyrine............... 50 centigr. à 1 gramme.
Sirop de fleur d'oranger............. 30 grammes.
Eau de tilleul....................... 90   —

Chlorose (1).

(Seconde enfance, adolescence.)

I. — *Chlorose simple vulgaire.*

1° Repos au lit d'au moins huit ou neuf heures, pas de veilles prolongées.

2° Donner à manger le plus et le mieux possible de tout ce qui tente l'enfant et qui est bien digéré en général. D'abord beaucoup de viande de boucherie, surtout du bon bœuf grillé ou rôti et de la volaille rôtie, du laitage, des œufs, du poisson à chair blanche et maigre, des légumes secs, tels que haricots, lentilles (riches en fer et en phosphates), des légumes verts, des fruits et après cela tout ce que l'on voudra.

(1) Cette maladie de la puberté, qui se montre surtout chez les filles et souvent chez les petites filles de six à dix ans, est l'apanage du sexe féminin. Bien examiner le cœur, les poumons, le tube digestif ; faire la numération des globules, doser l'hémoglobine. Le fer, d'après Hayem, est indispensable, et les meilleures préparations sont les proto-sels, le protoxalate surtout. Le *tartrate de fer et de potasse*, le *citrate*, le *lactate* de fer et toutes les préparations à base d'acides organiques sont excellentes. Le *fer réduit*, le *perchlorure de fer* (que l'on prendra dans un peu d'eau avec un chalumeau à cause des dents), sont aussi à recommander.

Huchard donne le manganèse. Il prescrit pour un enfant de huit à quinze ans, à chaque repas, un des paquets suivants :

℞ Charbon de peuplier................................... } āā 5 grammes.
   Bioxyde de manganèse............................... }
   Colombo pulvérisé................................... } āā 55 centigr.
   Poudre de noix vomiqu .... }

Pour vingt paquets.

3° Donner à boire aux repas du bon vin de Bordeaux, coupé d'eau de Bussang.

4° Au début de chaque repas, donner dans un peu d'eau cinq gouttes de :

    ℞ Teinture de mars tartarisée.......... .... 30 grammes.

ou les cachets ou pilules comme pour II.

Doubler la dose après une semaine, si le médicament est bien toléré.

5° Après six semaines de fer, suspendre le médicament et donner pendant quinze jours une cuillerée à café de la solution :

    ℞ Arséniate de soude................. 10 centigr.
    Eau distillée....................... 200 grammes.

et recommencer le fer, en alternant ainsi les deux médicaments aussi longtemps que cela sera nécessaire.

6° Après le repas, repos étendu pendant quelques instants.

7° Exercice modéré, courtes promenades graduées, sans fatigue, tous les jours.

8° Chaque matin, friction sèche sur tout le corps au gant de crin, suivie d'une friction rapide avec :

    ℞ Alcoolat de lavande.................. ⎫ $\overline{\overline{aa}}$
    Alcoolat de romarin................... ⎭

9° Quand la petite malade n'est point trop débile, douche froide de vingt secondes en jet brisé sur tout le corps, sauf la tête, le matin, suivie d'une friction rude et d'une promenade; à défaut de douche, immersion rapide dans une baignoire ou *tub* froid, suivie d'une demi-heure de repos au lit.

10° En été, séjour à la campagne ou mieux cure de montagne.

11° Ne permettre aucun excès ; combattre la constipation (Voir ce mot).

II. — *Chlorose avec anémie et neurasthénie prononcées.*

1° Repos absolu au lit pendant deux à trois semaines.

2° Donner un verre de lait toutes les heures, et
100 grammes de viande crue rapée à midi et à cinq
heures.

3° Après huit jours, donner, à midi et à cinq heures,
un cachet ou une pilule contenant :

℞ Protoxalate de fer .... 10 centigr.
Pour un cachet ou une pilule. En faire 60.

4° Après quinze jours ou un mois, la petite malade
se lèvera et fera chaque jour une promenade proportionnée à ses forces (1), puis des exercices gymnas-
tiques modérés, et le traitement comme pour I.

III. — *Chlorose avec dyspepsie* (Voir *Dyspepsie*).

(1) Tel est à peu près le traitement conseillé par Hayem et que
j'ai employé aussi avec succès tout dernièrement.

Le Dr Botkine, de Saint-Pétersbourg, donne avec des résultats
heureux 60 à 100 centimètres cubes par jour de sang de veau défibriné par le battage. Teissier, de Lyon, donne le sang de bœuf
défibriné en lavement : 125 grammes deux fois par jour, pendant
une semaine ; il suspend une semaine et recommence.

Jaccoud pense que l'arsenic associé aux inhalations d'oxygène
guérit les chlorotiques réfractaires au fer.

D'après Hayem, la cure aux eaux ferrugineuses ne guérit pas la
chlorose parce que la plupart des chlorotiques sont dyspeptiques
et elles doivent se fatiguer l'estomac à boire beaucoup d'eau pour,
en somme, prendre peu de fer.

Choléra infantile (1).

I. — *Forme légère.*

1° Commencer par un grand lavement antiseptique à l'eau bouillie boratée à 5 grammes pour 1000.

2° Donner :

℞ Calomel .... 10 à 20 centigr.

suivant l'âge, dans un peu d'eau ou de lait.

3° La potion suivante, par cuillerée à café de demi-heure en demi-heure :

℞ Élixir parégorique............... X à XX gouttes.
   Salicylate de bismuth............ 1 à 4 grammes.
   Julep gommeux.................... 120   —

4° Suspendre toute alimentation et ne donner, pour la soif, qu'un petit verre d'eau albumineuse (un blanc d'œuf pour eau bouillie : 250 grammes), toutes les heures environ 50 grammes, en alternant avec du champagne frappé, coupé d'eau de Vals, Saint-Jean, du grog froid, du café ou du thé léger, additionnés d'un peu de rhum, etc.; le tout très froid.

Ne remettre l'enfant au sein ou au lait stérilisé que lorsque la maladie sera tout à fait passée.

---

(1) La thérapeutique de cette maladie doit s'orienter d'après ce fait bien établi aujourd'hui que la diarrhée infectieuse qui constitue le syndrome choléra infantile est une intoxication causée soit par un bacille pathogène décrit par Lesage qui sécrète une toxine analogue à celle du bacille virgule, soit par le *bacterium coli commune* devenu virulent.

5° Frictions chaudes sur le ventre avec de l'huile de camomille camphrée, et sur les membres et le reste du corps avec :

℞ Alcoolat de lavande....................
Alcoolat de romarin.................... } $\overline{aa}$

chauffé au bain-marie.

II. — *Forme grave.*

(Vomissements, selles indomptables, algidité.)

1° Commencer par un lavage de l'estomac et un grand lavement antiseptique, comme pour I.

2° Calomel et potion pour l'antisepsie, comme pour I.

3° Supprimer l'alimentation et donner tous les quarts d'heure un petit verre d'eau de Vals, Saint-Jean, additionnée d'un peu de champagne frappé, ou du grog.

4° Bains sinapisés chauds à 38°, alternés avec des lotions d'eau alcoolisée froide, suivies d'enveloppement dans des linges chauds. Bains de vin chaud (1).

Potion :

℞ Caféine............................ 50 centigr.
Benzoate de soude................... 2 grammes.
Sirop d'éther....................... 15   —
Eau distillée....................... 60   —

par cuillerée à café de deux en deux heures, ou injection sous-cutanée de cinq à dix gouttes d'éther ou de la solution :

(1) En Angleterre, pour combattre le collapsus algide, on enveloppe d'abord l'enfant dans une serviette trempée dans du vin, bien exprimée, puis on le roule dans une couverture de laine.

Schoppe enveloppe le corps dans un drap humide chaud ou froid, toutes les deux ou trois heures.

℞ Caféine.............................. ⎫
  Benzoate de soude............... ⎬ āā 2 grammes.
  Eau distillée............................ 10   —

pour soutenir la contractilité cardiaque.

5° Contre la déshydratation des tissus : injections sous-cutanées de sérum (1).

℞ Eau stérilisée...................... 1.000 grammes.
  Sulfate de soude.................. 10   —
  Chlorure de sodium............... 5   —

sous la peau des cuisses, 100 à 150 grammes de ce liquide chauffé à 38° (2).

6° Tenir l'enfant chaudement au lit ou dans les bras, enveloppé de couvertures de laine, les pieds dans de l'ouate et taffetas gommé, et, si c'est un nouveau-né, le mettre dans la couveuse.

7° L'isoler et désinfecter ses selles, ses vêtements, sa literie, sa chambre, etc.

(1) Hayem.
(2) Si l'on tient compte du refroidissement qui se produit dans le tube de l'appareil Potain ou Dieulafoy, il faut porter la température du liquide à 45° environ.

Chorée de Sydenham.

I. — Chorée chez un enfant arthritique.

1° Donner pendant dix jours, avant les trois repas, une cuillerée à dessert (six à neuf ans) ou à soupe (neuf à quinze ans) de :

℞ Antipyrine................... 15 à 20 grammes.
  Sirop d'écorce d'orange amère. } ā̄ā 150   —
  Eau distillée................ }

2° Après dix jours, donner dans un peu d'eau ou dans un verre à madère d'extrait de malt, avant les deux principaux repas, une cuillerée à café de la solution (1) :

℞ Arséniate de soude.................... 10 centigr.
  Eau distillée......................... 200 grammes.

Et continuer, en suspendant jeudis et dimanches, jusqu'à la fin de la maladie (six semaines à deux mois).

(1) Cadet de Gassicourt emploie l'arséniate de soude plutôt que l'acide arsénieux, qui fatigue l'estomac à la longue et donne des nausées et même des vomissements. Il le donne à doses faibles et continues ou à doses progressivement croissantes; Lorsque la chorée est d'intensité médiocre et qu'il y a lieu surtout de combattre l'anémie et de relever les forces, il donne des doses faibles et continues, 2, 4, 6 milligrammes par jour, selon l'âge et la vigueur du sujet; au contraire, lorsque l'incoordination des mouvements est très marquée et qu'il s'agit de modifier les phénomènes convulsifs, il donne 5 milligrammes le premier jour, le lendemain 10, puis 15, de façon à arriver à 25, et même à 30 en cinq ou six jours. Il maintient pendant trois jours la dose maximum, puis diminue comme il a augmenté. Cette gamme dure treize à quinze jours.

3° Au moment du coucher, donner, dans une tasse de tilleul une cuillerée à dessert de :

℞ Sirop de chloral (1)................ ⎱ āā
  Sirop de groseilles................ ⎰

4° Faire tous les matins une friction sèche sur tout le corps avec un gant de molleton ou de crin ; et, quand la maladie sera en voie de décroissance, donner deux bains sulfureux par semaine.

Hygiène. — Laisser l'enfant au lit pendant les premiers jours. Si les mouvements choréiques sont brusques, on pourra entourer ses membres d'ouate et de bandes, et au besoin capitonner le lit, pour empêcher les accidents. Flanelle sur la peau. Éviter l'humidité ; alimentation substantielle, à base de lait, d'œufs, de viandes tendres, purées ; mais suppression de tous les excitants : café, thé, vin ; les remplacer par le lait et l'extrait de malt coupé d'eau.

Suspendre les études d'abord ; puis les reprendre doucement, en commençant par des leçons de choses et des causeries ne demandant aucun effort d'intelligence ou de mémoire.

Pendant la décroissance de la chorée et la convalescence qui devra se faire à la campagne, massage suédois, gymnastique cadencée avec chant et, si possible, saison à Néris ou à Aix.

(1) Le *chloral* a été surtout vanté par Joffroy, qui donne 4 grammes par jour de ce médicament en trois prises après le repas, pour un enfant de dix ans. Pour les enfants de six ou sept ans, les deux tiers ou la moitié de cette dose.

II. — *Chorée chez un enfant anémique ou nerveux.*

1° Antipyrine comme pour I.

2° Au lieu d'arsenic, donner de la même manière cinq à dix gouttes de teinture de mars tartarisée avant les deux repas principaux, dans un peu d'eau.

3° Tous les soirs, chloral comme pour I ou une cuillerée à dessert du sirop composé suivant, dans une infusion de tilleul :

℞ Bromure de potassium..........   20 grammes.
   Sirop d'écorce d'orange amère... ⎫
   Sirop de chloral................. ⎬ āā 100   —
                                     ⎭

4° Le matin, douche *tiède*, au début, plus tard, à la période de déclin, douche froide ou *enveloppement dans le drap mouillé* (1).

5° Hygiène comme pour I.

III. — *Chorée chez un enfant lymphatique scrofuleux.*

1° Antipyrine et chloral comme pour I.

2° Le matin, une cuillerée à dessert ou à soupe de sirop iodo-tannique.

(1) L'enveloppement dans un drap mouillé *exprimé*, pendant deux ou trois minutes, avec frictions énergiques et même flagellations avec le plat de la main, est suivi d'une réaction qui, si l'enfant est enveloppé dans une grosse couverture de laine, produit un véritable bain de vapeur d'où il sort après une demi-heure pour s'endormir d'un sommeil calme et réparateur.

3° A midi, une cuillerée à dessert de sirop d'iodure de fer pendant quinze jours et, pendant quinze jours, une cuillerée de bon vin de quinquina dans un peu d'eau.

4° Bains salés, chauds, puis de moins en moins chauds, et, la saison venue, envoyer l'enfant à la mer ou à Salies-Biarritz, Salins, à La Bourboule, etc, (Voir *Scrofule*).

5° Les autres moyens hygiéniques indiqués pour I et II.

Colique appendiculaire.

1° Administrer un grand bain.

2° Appliquer sur la région douloureuse :

a) Un grand cataplasme bien chaud, renouvelé d'heure en heure ;

Ou, s'il n'y a pas de calme des douleurs :

b) Une vessie de glace soutenue par un cerceau et séparée de la peau par une flanelle.

3° Toutes les demi-heure, une des pilules :

℞ Extrait thébaïque .... 5 centigr.

en 20 pillules.

4° Pour un enfant de plus de cinq ans, injection sous-cutanée de cinq à dix gouttes de la solution :

℞ Chlorhydrate de morphine........... 1 centigr.
Eau distillée...................... 3 grammes.

5° Lavement d'eau de guimauve, avec addition d'une ou deux cuillerées à soupe de glycérine tous les jours, et, s'il le faut, un laxatif pour prévenir la constipation.

Coliques intestinales.

I. — *Nourrisson.*

1° Régler convenablement les tétées, diminuer la quantité de lait.

2° Faire des onctions légères sur le ventre avec de l'huile de camomille camphrée chaude et appliquer ensuite de grands cataplasmes chauds, renouvelés d'heure en heure, puis une épaisse couche d'ouate chaude.

3° Lavement simple tous les jours, matin et soir.

4° S'il y a diarrhée ou constipation, faire le traitement de ces états (Voir ces mots).

II. — *Seconde enfance.*

1° Régler le régime : quatre petits repas à heures fixes ; mastication complète, surtout du pain et de tout ce qui n'est pas réduit en purée.

2° Onctions chaudes et cataplasmes comme pour I, 2°.

3° Grande irrigation chaude au moment des coliques et lavement tous les jours.

4° Potion par cuillerée à dessert de demi-heure en demi-heure :

⩎ Essence d'anis......................	V à X gouttes.
Sirop de menthe...................	
Sirop d'éther......................	āā 10 grammes.
Sirop de fleur d'oranger...........	
Eau de tilleul....................	90 grammes.

5° Quand les coliques reviennent sans cesse, saison à Plombières.

Congestion pulmonaire aiguë simple.

1° Couvrir de ventouses sèches la poitrine en avant, em arrière et sur les côtés, et continuer l'effet par des cataplasmes sinapisés répétés.

2° ℞ Sirop d'ipéca...................... 30 grammes.
Poudre............................. 30 centigr. à 1 gr. (1)

Une cuillerée à café de dix en dix minutes, jusqu'à effet.

3° Lait toutes les deux heures, une tasse petite ou grande.

4° Bottes d'ouate et taffetas gommé à l'enfant qui sera couché ou tenu dans les bras.

(Voir *Pneumonie, Broncho-pneumonie.*)

(1) Voir le tableau posologique pour les doses suivant les âges.

Conjonctivites.

I. — *Conjonctivite catarrhale.*

1° Laver les yeux toutes les trois ou quatre heures avec de l'eau chaude boriquée à 2 0/0.

2° Instiller, matin et soir, entre les paupières une goutte du collyre :

℞ Sulfate de zinc .... 5 centigr.
Eau distillée .... 10 grammes.

3° S'il y a une vésicule, la toucher avec le crayon de nitrate d'argent, taillé en pointe fine, et, si cette vésicule empiète sur la cornée et produit de la photophobie, instiller une goutte du collyre :

℞ Sulfate d'atropine .... 3 centigr.
Eau distillée .... 10 grammes.

II. — *Conjonctivite avec sécrétion muco-purulente*
(Ophtalmie purulente légère).

1° Retourner les paupières et enlever le pus des culs-de-sac avec un tampon pointu d'ouate hydrophile, trempé dans l'eau boriquée.

2° Passer ensuite sur les paupières renversées un pinceau imbibé de la solution :

℞ Nitrate d'argent .... 20 centigr.
Eau distillée .... 10 grammes.
Laudanum de Sydenham .... X gouttes.

Et aussitôt après un second pinceau trempé dans une solution de sel marin.

3° Dans l'intervalle des lavages et cautérisations, appliquer en permanence sur l'œil ou sur les yeux atteints des compresses d'eau boriquée.

4° Si un seul œil est pris, protéger l'autre à l'aide d'un pansement par occlusion avec ouate aseptique et taffetas gommé.

5° Isoler des autres enfants l'enfant atteint d'ophtalmie, même légère.

6° Lavage des mains au sublimé, pour le médecin et la garde; désinfection de tout ce qui touche l'enfant; destruction des pièces de pansement et de ce qui est sans valeur.

III. — *Conjonctivite purulente* (Ophtalmie des nouveau-nés).

1° Faire quatre fois par jour, toutes les trois heures environ, et plus souvent dans les cas sérieux, une irrigation avec de l'eau boriquée chaude à 4 0/0, les paupières étant écartées.

2° Badigeonner matin et soir avec le pinceau trempé dans la solution :

℞ Nitrate d'argent.....................	40 centigr.
Eau distillée.....................	10 grammes.
Laudanum de Sydenham.............	X gouttes.

Et on neutralisera, avec la solution de sel marin, l'excès du nitrate d'argent.

Si l'œdème des paupières est tel qu'on ne puisse les

écarter pour voir l'œil, on n'hésitera pas à faire le débridement de l'angle externe des paupières.

3° Compresses boriquées, chaudes, changées fréquemment, entre les cautérisations.

4° Isolement et désinfection comme pour II.

IV. — *Conjonctivite chronique.*

1° Onctions sur les bords des paupières matin et soir avec la pommade :

℞ Précipité jaune......................... 20 centigr.
Vaseline.................................. ⎫
Lanoline .... ⎭ ā̄ 5 grammes.

2° S'il y a des granulations, renverser les paupières et y porter tous les deux jours le crayon mitigé de nitrate d'argent.

3° Alterner de quinze en quinze jours les deux préparations suivantes :

a) Sirop d'iodure de fer ;

b) Sirop iodo-tannique.

Une cuillerée à dessert ou à soupe, au repas de midi.

4° En hiver, huile de foie de morue.

5° Saison aux eaux de Salies, Salins, La Bourboule.

Constipation habituelle.

I. — *Constipation chez le nouveau-né.*

1° Régulariser les tétées ; faire donner le sein toutes les deux heures, dans les premières semaines, puis toutes les trois heures. Si l'enfant n'a pas de selles parce qu'il est insuffisamment nourri (s'il n'augmente pas), lui donner une bonne nourrice. Si l'enfant est élevé artificiellement au lait de vache, lui donner un lait plus riche en crème.

2° Donner un petit lavement d'eau de guimauve tiède, le matin et le soir, toujours à la même heure ; en cas d'insuccès, essayer d'un petit suppositoire de beurre de cacao ou de glycérine durcie.

3° Friction ou léger massage sur le ventre avec la paume de la main et de l'huile de camomille camphrée chaude.

4° Bain tiède tous les jours.

5° Sorties quotidiennes et vie au dehors, autant que le permettra la température.

6° Si ces moyens sont insuffisants, donner une cuillerée à café de sirop de chicorée, ou une à deux cuillerées à café de glycérine (1).

(1) On peut aussi donner la magnésie anglaise, depuis une pincée jusqu'à une cuillerée à café, dans un peu d'eau très sucrée. Le sucre en augmente l'action (J. Simon). Bohn recommande l'huile de foie de morue, une ou deux cuillerées à café par jour.

II. — *Constipation dans la période du sevrage.*

1° Bien établir le régime de l'enfant, qui passe insensiblement du lait à l'omnivorité ; dans le choix des aliments nouveaux de l'enfant, faire entrer les légumes verts, bien cuits, en purée, les compotes de pommes, de pruneaux, etc.

2° Lavements, suppositoires glycérinés, etc., comme pour I.

3° Donner, avant les repas, une cuillerée à café ou à dessert du sirop composé :

℞ Sirop de rhubarbe.................................. } āā
   Sirop de gentiane................................. }

4° Ou bien donner tous les matins une cuillerée à café de :

℞ Huile de ricin.................................... } āā
   Sirop de fleur d'oranger........................... }

5° Frictions, massages, bains, sorties, comme pour 3°, 4° et 5° de I.

III. — *Constipation habituelle de la seconde enfance.*
(Très fréquente).

1° Bien régler les quatre petits repas de l'enfant et ne rien lui donner à manger ou à boire dans l'intervalle.

2° Exiger qu'il mâche bien, qu'il mange lentement, sinon le remettre au régime des purées, comme pour II.

3° Donner, avant les deux repas principaux, dans un peu d'eau, une cuillerée à *café* ou à *dessert* de graine de lin ou de psyllium.

4° Le matin, une cuillerée à café du mélange suivant, dans un peu d'eau sucrée (1) :

℞ Magnésie ....
Soufre sublimé .... } āā 20 grammes.
Crème de tartre ....
Essence d'anis.......................... 1 gramme.

5° Recourir, s'il le faut, aux lavements, suppositoires glycéricones, etc., comme pour I et II; et, dans le cas de constipation opiniâtre, commencer par donner un lavement comme le suivant :

℞ Infusion de follicules de séné.. 5 à 10 grammes.
Eau......................... 100 à 200 —
Miel de mercuriale........... 30 à 50 —

et, les jours suivants, recourir à un des moyens indiqués plus haut.

IV. — *Constipation avec paresse du foie*
(seconde enfance).

1° Donner le matin, une fois ou deux par semaine :

℞ Calomel........................ } āā 20 à 30 centigr.
Scammonée.....................

en un petit cachet, ou dans un peu d'eau sucrée, de miel ou de confiture.

2° Les autres jours, avant les repas : une pilule de podophyllin de 1 à 3 centigrammes ou une cuillerée à café de la mixture :

℞ Miel blanc....................... } āā 20 grammes.
Soufre lavé.......................

3° Hygiène comme pour I, II, III.

(1) Ce mélange me réussit très bien, et mes petits malades l'acceptent sans répugnance.

V. — *Constipation avec insuffisance de la sécrétion intestinale.*

1° Donner comme purgatif à prendre dans la journée la potion suivante :

℞ Eau bouillante...	100 grammes.
Manne en larmes.................	30	—
Follicules de séné	4	—
Poudre de café torréfié.............	10	—

Passez. (Sevestre).
Ou encore :

℞ Citrate de magnésie..............	10 à 30 grammes.
Sirop de limons...........	30	—
Eau.......................	60 à 100	—

à prendre le matin, une fois par semaine.

Ou un verre à madère ou à bordeaux d'eau purgative naturelle, sucrée avec une cuillerée de sirop de groseille, cerise, etc., le matin, tous les deux ou trois jours.

2° Après les repas, quelques pruneaux qui auront bouilli avec des follicules de séné.

VI. — *Constipation par atonie de l'intestin.*

1° Donner avant les repas, dans un peu d'eau, huit à douze gouttes de la mixture :

℞ Teinture de noix vomique......... ..	2 grammes.
Teinture de belladone..............	
Teinture de badiane................	āā 10 —
Teinture de cascara................	

2° Compresses d'eau froide sur le ventre, la nuit.

3° Hydrothérapie, exercice, massages, électricité, faradisation des muscles abdominaux et courants continus, comme pour VII.

VII. — *Constipation opiniâtre faisant redouter l'obstruction intestinale.*

1° Donner un lavement purgatif comme le suivant :

℞ Infusion de follicules de séné........ 6 grammes.
   Pour eau..................... 150 à 250 —

Ajouter :

   Sulfate de soude.................... 10 grammes.
   Miel de mercuriale................. 50 —

2° Faradisation des muscles abdominaux, ou courants continus (un pôle sur le rachis, un sur l'abdomen, au niveau du côlon ou dans le rectum).

Lavements électriques dans les cas de constipation opiniâtre confinant à l'obstruction.

Convulsions.

(Éclampsie infantile.)

I. — *Convulsion imprévue de cause encore non déterminée.*

1° Donner de suite un lavement à l'huile, à la glycérine, au savon, au miel, au sel (s'il y a constipation, ce qui est fréquent).

2° Si on suppose qu'il y a indigestion, provoquer le vomissement en titillant la luette.

3° En même temps, faire respirer sur un mouchoir quelques gouttes d'éther ou de chloroforme et ouvrir les fenêtres, à moins que l'enfant paraisse avoir la fièvre.

4° Si la convulsion se prolonge, bain tiède, ou bain sinapisé, quand l'enfant paraît avoir été refroidi : le sécher ensuite rapidement et prévenir le retour de nouvelles crises en donnant la potion suivante :

℞ Eau de tilleul............................	100 grammes.	
Sirop de fleur d'oranger...............	30	—
Sirop de codéine..	5	—
Bromure de potassium...............		
Bromure de soduim...................	āā 50 centigr.	
Bromure d'ammonium...............		

Une cuillerée à café toutes les heures (1).

Ou si l'enfant ne peut pas ou ne veut pas avaler, donner le lavement suivant :

(1) J. Simon.

℞ Musc...................................... 20 centigr.
   Hydrate de chloral................... 30   —
   Camphre................................ 1 gramme.
   Jaune d'œuf.......................... N° 1
   Eau distillée (1)..................... 100 grammes.

Ou encore employer un suppositoire s. l. f. :

℞ Beurre de cacao..................... 2 grammes.
   Hydrate de chloral .... 30 à 60 centigr.

5° Ne pas quitter l'enfant avant la fin de la convulsion (qui n'est définitivement passée que quand le petit malade a abondamment uriné) et chercher la cause du phénomène.

II. — *Convulsion chez un enfant prédisposé.*

1° Traitement de l'attaque comme pour I.

2° En prévenir le retour en donnant pendant trois jours une dose de bromure de 0 gr. 50 à 2 grammes suivant l'âge; suspendre trois jours et recommencer.

3° Vie calme à la *nursery* si c'est un nourrisson, loin de la table commune ou du salon si c'est un enfant déjà grand; surveiller le régime de l'enfant et de la nourrice s'il s'agit d'un bébé encore au sein.

4° Séjour à la campagne, dans les montagnes, mais pas au bord de la mer.

____

(1) J. Simon.

Coqueluche.

(Isolement à partir du premier soupçon de la maladie jusqu'après la disparition complète des quintes depuis trois semaines. Les crachats et matières vomies seront reçus dans un vase spécial contenant de la solution de sublimé à 1 p. 500. Les tapis, vêtements, linge de corps, etc., seront désinfectés à l'étuve ; la chambre sera également désinfectée.)

I. — *Coqueluchette de Roger*.

A. *Période catarrhale.* — Soigner l'enfant comme pour un rhume simple ordinaire (Voir *Bronchite aiguë*).

B. *Période d'état.*—(La maladie ne fait plus de doute, mais s'annonce bénigne).

1° Donner un petit vomitif (1) :

℞ Poudre d'ipéca.................... 30 à 60 centigr.
Sirop d'ipéca..................... 30 grammes.

Une cuillerée à café de dix en dix minutes jusqu'à effet.

Ce vomitif sera répété suivant le besoin et l'état de l'enfant, qu'il faut ne pas affaiblir.

(1) Le vomitif est indiqué tout à la fois pour chasser les mucosités et prévenir les vomissements spontanés. Au-dessous de six mois, le sirop sera donné seul ; de six mois à un an, on ajoutera 30 centigrammes de poudre ; d'un an à deux ans, 50 centigrammes, et 1 gramme au-dessus de cet âge.

2° Potion par cuillerée à dessert de deux en deux heures :

℞ Teinture de belladone.........
   Alcoolature de racine d'aconit.. } $\overline{aa}$ V à X gouttes.
   Sirop d'éther..................... 10 grammes.
   Sirop de fleur d'oranger........... 20 —
   Eau distillée..................... 90 —

3° Ne rien changer au régime alimentaire.

4° Si l'enfant est sans fièvre et que l'on soit dans la bonne saison, il pourra sortir et se promener au soleil, toujours *isolé*.

En hiver, il sera tenu dans une chambre bien ventilée, convenablement chaude.

5° Alimentation ordinaire, repas après les quintes.

C. *Période de déclin*. — Changement d'air quand il est possible.

II. — *Coqueluche de moyenne intensité.*

A. *Période catarrhale*. — Comme pour la bronchite aiguë fébrile (Voir ce mot). L'enfant est au lit et traité comme pour I.

B. *Période d'état*. — 1° Donner un vomitif qui sera répété une à deux fois par semaine.

2° Donner la potion indiquée pour les cas légers, en augmentant le nombre des gouttes d'aconit et belladone, ou encore le mélange suivant :

℞ Alcoolature de racines d'aconit...
   Teinture de belladone........... } $\overline{aa}$ 10 grammes.

Deux à cinq gouttes, trois fois par jour, dans un peu

d'eau ou de tisane, en augmentant tous les jours d'une goutte jusqu'à huit ou dix (1).

— 3° Contre l'insomnie et les quintes de la nuit, on donnera le soir une cuillerée à café ou à dessert du sirop suivant, dans une petite infusion de tilleul :

$\left.\begin{array}{l}\text{Sirop de chloroforme.} \\ \text{Sirop de codéine.} \\ \text{Sirop de chloral.} \\ \text{Sirop de groseille.}\end{array}\right\}$ āā 20 grammes.

4° Pas de sorties aussi longtemps que la fièvre persiste, même modérée.

C. *Déclin.* — 1° Changement d'air, mais garantir l'enfant des refroidissements pour éviter la broncho-pneumonie.

2° Ne revenir aux calmants qu'en cas de persistance ou de retour des quintes.

3° Alimentation ordinaire en laissant prendre à l'enfant de préférence, ce qu'il ne rend pas et digère bien. Le nourrisson n'aura que le sein ; s'il a déjà commencé à manger de petites soupes, on le remettra exclusivement au lait. A tous, donner à manger de préférence *après* les quintes et les laisser tranquilles quand ils ont mangé. L'enfant du second âge aura un peu de café noir après son repas de midi, dans de l'eau ou sous forme de café au lait.

(1) Les enfants supportent bien ces médicaments, dont il est facile d'ailleurs de surveiller les effets. Ce mélange est la préparation de choix de J. Simon. Cadet de Gassicourt donne la belladone, Trousseau préférait l'atropine que Sevestre prescrit volontiers. D'autres vantent la quinine, le chloral, les bromures, l'antipyrine, etc. Souvent on fait, comme Le Gendre, la médication des symptômes.

III. — *Coqueluche forte.*

A. *Période catarrhale.* — 1º Traitement comme dans une bronchite aiguë, fébrile, intense : enfant au lit, bottes d'ouate, enveloppement du thorax dans de l'ouate et taffetas gommé.

2º Donner deux fois par jour :

℞ Chlorhydro-sulfate de quinine.............. 10 centigr.
    Antipyrine .... 20 —

Pour un cachet (enfant de trois ou quatre ans).

(5 centigrammes de quinine et 10 d'antipyrine en plus ou en moins par année de plus ou de moins.)

3º Administrer un vomitif tous les trois jours environ.

B. *Période d'état.* — 1º Donner la potion ou le mélange d'aconit-belladone pour un enfant de plus de deux ans ; trois fois par jour, deux, puis trois gouttes du mélange (aconit-belladone), en élevant progressivement la dose d'une goutte par jour jusqu'à dix à chaque fois.

2º Si les quintes ne sont pas atténuées, essayer de faire respirer quelques gouttes de chloroforme.

3º Badigeonner la gorge avec précaution, comme le fait Labric, quand on prévoit la quinte, avec un pinceau et la mixture :

℞ Chlorhydrate de cocaïne.... .... 50 centigr.
    Sirop de morphine .... 20 grammes.

4º Dans la chambre du petit malade, placer en permanence, la nuit, un plat de goudron au-dessus d'une veilleuse.

5° Alterner ces émanations balsamiques avec les vaporisations antiseptiques faites avec de l'infusion d'eucalyptus (50 grammes dans une bouillotte d'un litre).

6° Deux ou trois fois par jour, pendant quelques instants, pulvérisations dans la chambre et aussi devant le malade qui a la bouche ouverte, avec un pulvérisateur à vapeur et la solution :

℞ Acide salicylique..................... 5 grammes.
  Alcool................................ 50   —
  Infusion d'eucalyptus..... 950   —

7° Le soir, sirop comme pour II.

8° Si l'insomnie va jusqu'à l'agitation, donner un bain de tilleul tiède, de dix à vingt-cinq minutes, avant le moment du sommeil.

9° Alimenter l'enfant comme pour I et II.

10° Si une complication se produit, faire un traitement approprié.

IV. — *Convalescence.*

1° Changer d'air au début de la période de déclin. L'enfant sera transporté à la campagne, dans un endroit abrité du vent, dans le Midi si c'est l'hiver. Il ne sortira que lorsque le temps le permettra, pour se promener, plutôt que pour reprendre les jeux violents qui ramèneraient les quintes. Le nouveau-né et l'enfant jusqu'à deux ans, surtout, devront être garantis contre le froid ou les variations de température en vue d'éviter la bronchopneumonie.

2° Revenir progressivement au régime alimentaire d'avant la maladie ; les repas seront réglés, ils auront lieu aux mêmes heures que dans l'état de santé.

3° Le matin, à jeun, donner pendant quinze jours, dans du lait chaud, un demi-verre d'eau du Mont-Dore (aux enfants de deux à quatre ans) ou d'Eaux-Bonnes (aux enfants plus âgés).

4° Pendant les quinze jours suivants, une cuillerée à dessert de sirop de chlorhydro-phosphate de chaux, et continuer pendant deux ou trois mois.

5° En hiver, huile de foie de morue, une cuillerée au moins à chaque repas.

6° En été, sirop iodo-tannique et sirop d'iodure de fer, alternés de quinze en quinze jours.

7° Badigeonnages iodés tous les deux jours, tantôt en avant, tantôt en arrière.

8° Saison au Mont-Dore, à La Bourboule ou à Saint-Honoré, etc.

Coryzas.

I. — *Coryza aigu simple du nouveau-né.*

1° Garder l'enfant à la chambre chaude, avec bottes d'ouate et taffetas gommé.

2° Si l'enfant ne peut téter, lui verser dans la bouche, à la cuillère, du lait tiré du sein ou du lait d'ânesse.

3° Débarrasser les narines avec un tampon d'ouate hydrophile, roulé en quenouille au bout d'une pince à forcipressure assez fine pour y pénétrer.

4° Dans les cas où la gêne respiratoire empêche la succion, faire une ou plusieurs irrigations d'eau boriquée chaude à l'aide d'un *vide-bouteil'e*, dont le tube s'adapte à une sonde en caoutchouc rouge, qui est introduit dans une narine, la tête du bébé étant inclinée sur une cuvette.

5° Après l'irrigation, placer dans les narines un peu de la pommade suivante (qui s'étalera naturellement sur la paroi des fosses nasales pendant une aspiration de l'enfant) :

♐ Vaseline............................ 15 grammes.
Acide borique...................... 2   —

II. — *Coryza syphilitique.*

1° Nettoyer les fosses nasales comme pour I.

2° Après l'irrigation d'eau boriquée chaude, faire une

nouvelle irrigation d'eau chaude, coupée par un tiers de liqueur de Van Swieten ; puis introduire un peu de la pommade :

℞ Calomel.............................. 2 grammes.
Vaseline.............................. 15 —

3° Traitement général : dix à trente ou quarante gouttes de liqueur de Van Swieten en dix fois dans un peu de lait avant chaque tétée ; frictions napolitaines et bains au sublimé.

Plus tard :

℞ Iodure de potassium................ 10 grammes.
Sirop d'écorce d'orange amère...... 200 —

Une cuillerée à café, matin et soir, ou plus.

III. — *Coryza chronique. — Ozène.*

1° Irrigations nasales, trois fois par jour, avec un litre d'eau boriquée, dans les cas légers ; et, dans les cas graves, à odeur très fétide, avec de l'eau chaude dans laquelle on mettra, pour un litre, une cuillerée à café ou à dessert de la solution suivante :

℞ Acide phénique..................... }
Acide salicylique................... } āā 10 grammes.
Naphtol............................. }
Chloral............................. } āā 5 —
Alcool .... 300 —

2° Ensuite badigeonner avec :

℞ Menthol .... 1 gramme.
Salicylate de bismuth.................. 4 grammes.
Glycérine.............................. 30 —

Ou insuffler et, pour les enfants un peu grands, faire priser la poudre :

℞ Sous-nitrate de bismuth......... ⎫
  Talc de Venise................... ⎬ āā 10 grammes.
  Poudre d'iris.................... ⎭

3° S'il y a atrophie du cornet inférieur amenant un agrandissement de la fosse nasale, introduire en haut et en dehors de la fosse nasale un tampon imbibé de naphtol camphré ou de phénol sulforiciné qui sera changé trois fois par semaine.

4° Saison aux eaux de La Bourboule, au Mont-Dore, à Cauterets, Saint-Honoré, Allevard, Challes, ou au bord de la mer, etc.

Croup (1).

1° Isoler rigoureusement le petit malade et assurer la désinfection de tout ce qui le touche et l'entoure.

2° L'alimenter à tout prix au moyen de lait, laits de poule, œufs, jus, gelées et purées de viandes, champagne, grogs, café, etc., et recourir aux lavements nutritifs, aux peptones, si l'alimentation normale est impossible ou insuffisante.

(1) Appliqué à temps, le traitement de la diphtérie par le sérum antitoxique permettra d'éviter le croup (voyez *Diphtérie*).

Les croups *non opérés* doivent être traités comme les angines, en tenant compte toutefois dans la sérumthérapie des indications très importantes fournies par la respiration.

Pour les croups *opérés*, il faut distinguer les *croups purs* des *croups associés*.

Dans les croups purs, on injectera 20 centimètres cubes de sérum pour un enfant au-dessous de quinze ans, le premier jour de la trachéotomie et on continuera les jours suivants, la moitié ou le quart de la dose jusqu'à ce que, l'enfant respirant bien, la température et le pouls continuant à être bons, on puisse enlever la canule. En deux ou trois jours tout est fini avec 50 centimètres cubes de sérum injectés en tout.

Croups associés. On insiste sur les infections, d'autant plus que l'on craint les complications. Pour éviter la broncho-pneumonie, MM. Roux et Martin injectent chaque jour chez tous les opérés dans la canule, 1 centimètre cube d'huile mentholée selon la formule :

Huile d'amande douce.................. 100 grammes.
Menthol.....................................   4   —

3° Laisser en permanence dans la chambre de l'enfant, sur un fourneau, une casserole contenant de l'eau et des feuilles d'eucalyptus.

4° Potion par cuillerée à café ou à dessert, de deux en deux heures :

℞ Caféine.............................. 50 centigr.
Benzoate de soude................... 2 à 3 grammes.
Sirop d'écorce d'orange amère....... 30 —
Eau-de-vie.......................... 10 à 20 —
Julep gommeux....................... 100 —

4° Quand commence la dyspnée, si l'enfant n'est pas trop fatigué, donner un vomitif :

℞ Poudre d'ipéca............ 50 centigr. à 1 gramme.
Sirop d'ipéca.................... 30 grammes.

Une cuillerée à dessert, puis à café, de dix en dix minutes jusqu'à effet, et, après effet, injection souscutanée de cinq à dix gouttes d'éther ou de la solution :

℞ Caféine..........................
Benzoate de soude................ } āā 2 grammes.
Eau distillée.................... 10 —

qu'il faut toujours avoir sous la main.

(1) Un de mes malades a guéri sans autre traitement que l'inhalation permanente dans la chambre, de vapeur de goudron. Il était à la seconde période, au moment où je me tâtais pour l'envoyer à l'Hôpital des Enfants, afin d'y être trachéotomisé. Un autre malade, vu avec le Dr Jules Simon, n'a pas dépassé la première période et il n'a eu comme traitement qu'une saturation de sa chambre de vapeur d'infusion d'eucalyptus. Tous les médecins ont vu se produire une terminaison favorable inespérée, alors que le tirage était établi, même lorsque l'apnée était devenue complète (Voir Cadet de Gassicourt, *Traité clinique des maladies de l'enfance*, III, p. 156).

6° Inhalations d'oxygène, un litre environ toutes les deux heures.

Si les inhalations ne sont pas possibles, répandre le gaz dans le voisinage immédiat de l'enfant.

7° Si la dyspnée devient permanente et que le *tirage* s'établisse sans signes de généralisation des fausses membranes au-dessous du larynx, intervention chirurgicale : tubage du larynx ou trachéotomie (1).

Diabète.

I. — *Diabète sucré véritable avec glycosurie permanente.*

A. *Enfant du premier âge.* — 1º Laisser l'enfant au sein ; en attendant le sevrage, introduire dans son alimentation, dès l'âge de six à sept mois, du bouillon, plus tard de la crème, des œufs frais, du jus de viande de la gelée et, vers quinze mois, de la pulpe de viande râpée ou hachée, pilée, etc.

2º Après chaque tétée, et plus tard après chaque petit repas, donner une cuillerée à dessert, puis à soupe d'eau de Vals, Saint-Jean.

3º Bain salé chaud tous les deux jours.

4º Frictions tous les jours sur tout le corps avec un gros morceau, ou un gant de molleton et quelques gouttes du mélange :

℞ Baume de Fioraventi...........
    Alcoolat de romarin............ } āā 100 grammes.
    Alcoolat de lavande............

5º Vie au plein air, au soleil, à la campagne.

B. — *Enfant du second âge et jeune adolescent.* — 1º Avant tout régler, son régime :

Supprimer :	*Permettre :*
Le pain ordinaire.	Le pain de gluten ou de soya.
Les pâtisseries.	Le pain d'amandes de Pavy.

Supprimer :	Permettre :
Le sucre et les sucreries.	Le bouillon.
Les pommes de terre et la fé-cule de pomme de terre.	Les gelées.
Le tapioka, sagou, arrow root et autres fécules.	Le jus de viande.
	Les viandes, volailles et gibier.
Les haricots.	Le jambon.
Les pois.	La charcuterie de bonne prove-nance.
Les lentilles.	
Les fèves.	Les œufs.
Les châtaignes et marrons.	Tous les poissons et coquillages.
Le gruau.	Les huîtres.
Le riz, le maïs.	Les moules.
La semoule.	Les écrevisses.
Les nouilles.	Les langoustes.
Le vermicelle.	Les homards.
Le macaroni.	Les crevettes.
Les carottes.	Les escargots,
Les betteraves.	Les grenouilles.
Les oignons.	Les corps gras : beurre, crème,
Les navets.	lard.
Les raves.	Les épinards.
L'oseille.	Le cresson.
Les tomates, les asperges.	Les asperges.
Le lait.	Le chiendent.
Le chocolat.	Les haricots verts.
Tous les fruits sucrés.	Les artichauts.
Les figues.	Les salsifis.
Le raisin.	Les cardons.
Les fraises.	Le céleris.
Les cerises.	La laitue.
Les groseilles.	La chicorée.
Le melon.	Les choux.
Les pommes et les poires.	Les fromages.
Les pêches et les abricots.	La crème fraîche.
Les ananas.	Les olives.
Les prunes et les pruneaux.	Les noix.
Le miel.	Les amandes.
Les confitures.	Les noisettes.
Les vins sucrés.	Les vins non sucrés, coupés

Supprimer :	*Permettre :*
Les sirops. La bière. Le cidre. La limonade et les boissons acides. Les boissons sucrées. Les eaux gazeuses. Les vins mousseux.	d'eau de Vals, Saint-Jean, Précieuse, etc. Le café léger, sucré avec de la glycérine. Le cacao, id. Le chocolat au gluten ou à la glycérine (sans sucre ni farine).

Ce régime sera atténué, plus ou moins, suivant l'état des urines, qui seront examinées tous les huit jours et dont le sucre sera dosé une ou deux fois par mois. On commencera par donner des échaudés, du pain de son, de la croûte de pain, des pommes de terre bouillies au four et à la vapeur avec beaucoup de beurre ; les fraises, pêches, ananas, framboises, groseilles, cerises sans sucre, les pommes et les poires, etc.

2° Donner le matin et à midi une cuillerée à dessert, puis à soupe, d'huile de foie de morue, et augmenter encore, si l'on peut, jusqu'à un verre à madère ou à bordeaux à chaque fois.

3° Donner pendant quinze jours, en suspendant jeudis et dimanches, avant les deux repas principaux, une cuillerée à café de la solution :

℞ Arséniate de soude.................... 5 centigr.
  Eau distillée......................... 200 grammes.

4° Pendant les quinze jours suivants, donner, dans un peu d'eau, une cuillerée à dessert ou à soupe du vin composé :

℞ Vin de quinquina au bordeaux.. ⎫
  Vin de coca..................... ⎬ āā 100 grammes.
  Vin de kola .... ⎭

Ou un des cachets suivants :

℞ Bromhydrate de quinine............... 10 centigr.

avant les deux repas principaux.

5° Aux repas, de l'eau de Vals, Saint-Jean.

6° Tub froid le matin, après préparation convenable avec l'eau chaude graduellement refroidie ; frictions sèches avec gant de flanelle ou de crin et promenade ou exercice.

7° Exercice au grand air, bicyclette, gymnastique, etc., toujours sans fatigue.

8° Éviter le travail intellectuel, qui produirait du surmenage ou exigerait une sédentarité prolongée.

9° L'hiver dans le Midi, au bord de la Méditerranée ou de l'Océan : Cannes, Nice, Menton, Biarritz ou Pau.

10° Si l'âge et l'état de l'enfant comportent l'envoi à une station minérale, on choisira La Bourboule, Saint-Nectaire, Salies-de-Béarn, Salins, Bourbonne.

II. — Diabète à glycosurie passagère liée à la dyspepsie gastro-intestinale avec un foie paresseux.

1° Réformer le régime de l'enfant, petit ou grand.

a) Lui donner des repas réguliers (six pendant l'allaitement, quatre dans la seconde enfance, trois dans l'adolescence).

b) Supprimer les sucreries et diminuer les aliments sucrés, féculents et farineux, en choisissant, dans les tableaux donnés pour I, ceux qui doivent être préférés.

2° Donner le matin, pendant dix jours, une faible

dose de calomel en pilules ou en poudre dans un peu d'eau :

    ℞ Calomel...................................... 10 centigr.

en dix pilules ou paquets.

Suspendre huit jours et recommencer autant que l'état du foie le nécessitera.

3° Pendant les huit jours où l'enfant ne prend pas le calomel, on donnera une ou deux fois 10 à 15 grammes de sel de Seignette dans un quart de verre d'eau.

4° Appliquer tous les matins sur la région hépatique un grand cataplasme sinapisé, ou tous les trois jours une douzaine de ventouses sèches aussi longtemps que le foie ne fonctionnera pas suffisamment.

5° Moyens hygiéniques comme pour I, en remplaçant le tub froid par des bains chauds de dix à vingt minutes, ou des douches chaudes de dix à quinze secondes, dirigées particulièrement sur la région hépatique.

III. — *Diabète avec glycosurie passagère chez un petit névropathe.*

1° Même régime que pour I et II, en variant le plus possible l'alimentation pour tenir compte des caprices du sujet.

2° Douches graduellement froides le matin, ou douches écossaises le soir si le sommeil est troublé.

3° A midi, donner dans un peu d'eau, pendant quinze jours, cinq à dix gouttes de teinture de mars tartarisée, et pendant quinze jours, deux à cinq gouttes de liqueur de Fowler.

4° Donner au moment du dîner, dans la soupe, un des paquets :

℞ Bromure de potassium............   30 centigr. à 1 gr.

5° Vie calme à la campagne le plus longtemps possible.

Diarrhées.

(Voir *Choléra infantile, Dysenterie, Dyspepsie, Entérite*.)

I. — *Diarrhée verte par polycholie* (nourrisson).

(Garde-robes acides, le papier de tournesol rougit s'il est trempé dans la garde-robe nouvellement expulsée.)

1° Au début :

℞ Calomel......................... 5 à 10 centigr.

suivant l'âge (1).

2° Quand l'acidité des selles est bien constatée, je fais donner, comme M. Sevestre, le bicarbonate de soude :

1 gr. 25 par kilogramme, soit 4 à 5 grammes pour un enfant de 3 kilogrammes.

Je formule ainsi :

℞ Bicarbonate de soude............. 4 à 6 grammes (2).
Sirop de fleur d'oranger.......... 30 —
Eau de tilleul.................... 60 —

à prendre dans les vingt-quatre heures par cuillerée à café ou à dessert entre les tétées.

3° Régler les tétées ou les prises de lait comme pour I et II.

(1) Voir le tableau posologique à l'Appendice.

(2) Ou
Bicarbonate de soude....................... } āā 2 grammes.
Craie préparée.............................. }
Sirop de fleur d'oranger................... 60 —
Eau de tilleul............................. 30 —

II. — *Diarrhée verte microbienne* (nourrisson).

(Selles vertes, fétides, contenant le bacille qui sécrète une matière colorante. Un morceau de papier de tournesol devient *bleu* indiquant la réaction alcaline.)

1° Commencer par administrer le calomel comme pour III.

2° Donner toutes les demi-heure, entre les tétées ou repas, une cuillerée à café de la potion :

℞ Acide lactique...................... 1 à 2 grammes.
  Sirop de framboise................ 20 —
  Eau distillée bouillie............. 60 —

3° Si l'enfant est élevé artificiellement, le mettre au sein ou lui donner du lait stérilisé, coupé, en petite quantité et souvent.

Diphtérie (1).

I. — *Angine diphtérique pure bénigne.*

(On trouve une à deux plaques opalines minces sur
les amygdales ou bien à la luette ou sur les piliers ; ou

(1) La découverte récente par Roux du sérum antitoxique a
modifié et simplifié le traitement de la diphtérie.

Le seul cas que j'ai eu l'occasion de traiter jusqu'à ce jour a
guéri grâce au concours de M. Roux, qui a bien voulu faire avec
moi le diagnostic par le microscope et me donner du sérum.
C'est d'après ce que j'ai fait, et ce que m'a appris la conférence
de M. Martin, recueillie par le Dr Janicot et reproduite dans le
Bulletin médical du 17 octobre 1894, que j'ai rédigé cet article.

Diagnostic bactériologique de la diphtérie. — Pour faire le
diagnostic de la diphtérie, il faut un *examen microscopique* et la
confirmation par *la culture.*

Si on ne peut faire ces opérations, faute de temps ou parce
qu'on n'est pas outillé, on prendra, quand il y en a, une fausse
membrane que l'on enveloppera dans un carré de taffetas
gommé ou que l'on enfermera dans un tube ou un flacon de
verre flambé, et on l'enverra à un laboratoire.

Si on veut faire l'examen soi-même, il faut, avec une pince à
dissection, prendre un morceau de fausse membrane, l'essuyer sur
du papier buvard, puis en faire un « frottis » peu épais sur une
lamelle de verre et fixer ce « frottis » en passant la lamelle trois
fois sur la flamme d'une lampe à alcool.

Il n'y a plus qu'à laisser tomber deux ou trois gouttes de *bleu
de Roux* sur la lamelle pour colorer les microbes. On enlève
l'excès de couleur en plongeant la lamelle dans un verre d'eau,
puis on la place sur la lame de verre porte-objet, on essuie les
bords avec du papier buvard ou un linge fin, et, l'on est prêt pour
l'examen de la préparation.

Formes et groupements du bacille diphtérique. — On voit dans
le champ du microscope, quand on a un bon instrument avec
un objectif à immersion, les bacilles diphtériques se présenter

bien un petit semis d'apparence pultacée, avec engorgement modéré des ganglions)..

1° Injecter, dès que possible, 20 centimètres cubes.

sous forme de bâtonnets deux ou trois fois plus longs que larges, un peu renflés à leurs extrémités, que je compare volontiers à de liliputiens biscuits à la cuiller. La comparaison est grossière, mais ne s'oublie pas. Les bâtonnets sont groupés par trois ou quatre, parfois parallèles, parfois figurant des angles ou un V dont les branches seraient mal rapprochées.

Culture du bacille. — Pour cultiver le bacille diphtérique, il suffit d'avoir deux tubes de sérum coagulé et un fil de fer ou de platine aplati en forme de spatule à l'une de ses extrémités. Ces tubes et ce fil *spatule* se trouvent maintenant chez tous les pharmaciens.

Après avoir stérilisé à la flamme d'alcool l'extrémité aplatie du fil spatule, celui-ci étant refroidi, on le *charge* en *touchant* la fausse membrane ou à défaut de fausse membrane, la muqueuse du pilier postérieur près du larynx, et avec la spatule ainsi chargée ou ensemence les tubes. Pour cela, on trace des lignes d'ensemencement sur le sérum coagulé en y promenant la spatule toujours dans le même sens comme pour régler une petite feuille de papier. On ensemence les deux tubes sans changer à nouveau le fil spatule. On place ces tubes dans une étuve à 37° pendant vingt-quatre heures. On peut les déposer à l'étuve du pharmacien voisin, si l'on n'en a pas, ce qui est le cas général.

Colonies diphtériques. — Après vingt-quatre heures s'il n'y a pas de colonies, il ne s'agit pas de diphtérie ; s'il y a diphtéri on voit à l'œil nu, à la surface des tubes, des colonies d'un blanc grisâtre, arrondies, de contours réguliers, qui, vues en interposant le tube entre l'œil et la lumière sont plus opaques au centre.

Coccus Brisou. — Ce sont des colonies ressemblant à celles de la diphtérie ; leur surface est plus humide et elles ne sont pas opaques au centre.

Examen microscopique des colonies diphtériques. — Avec une pince de Cornet, on saisit une lamelle de verre bien propre sur l'angle de laquelle on dépose une gouttelette d'eau *aussi petite que possible.* Puis au moyen d'un fil de platine ou d'un crochet de verre on transporte de l'angle de la lamelle à son centre un peu de cette

de sérum en une seule fois (pour un enfant de moins de quinze ans), le double passé cet âge en deux injections, une dans chaque flanc.

gouttelette. On y porte avec le fil de platine une parcelle de colonie du tube d'ensemencement et on fait la préparation comme il a été dit pour la fausse membrane. On laisse sécher, on fixe, on colore, on lave. Il n'y a plus qu'à regarder. On retrouve les bacilles en bâtonnets.

Associations microbiennes. — Valeur pour le pronostic. — On trouve des *coccus Brisou:* petits points isolés ou groupés deux par deux, d'un pronostic bénin.

On trouve des *streptocoques:* fin pointillé de petites colonies, interposées entre les grosses colonies diphtériques, apparaissant au microscope sous forme de points réunis deux par deux ou formant de petites chaînettes de quatre à six éléments. Le streptocoque est plus fréquent que le staphylocoque.

Le *staphylocoque* forme des colonies aplaties diffluentes, irrégulières, peu développées au bout de vingt-quatre heures, mais se montrant très vite après ce temps; au microscope, les staphylocoques sont ronds et sont groupés en grappes.

L'association de ces deux derniers microbes est toujours d'un pronostic très grave.

Technique de l'injection. — Pour pratiquer les injections, on emploie la seringue de Roux qui contient 20 centimètres cubes et que l'on doit trouver aujourd'hui partout. Elle doit être stérilisable à l'eau bouillante. Un ajutage permet de faire l'injection quand même l'enfant bougerait.

On s'assure que la seringue fonctionne et on la met à bouillir pendant cinq minutes; puis, après qu'elle est convenablement refroidie, on la remplit et on la prend de la main droite, à pleine main, entre les trois derniers doigts et la paume de la main.

Entre le pouce et l'index restés libres on saisit l'aiguille par sa base. De la main gauche, on fait alors un pli à la peau du flanc et à la base de ce pli on enfonce l'aiguille de manière à ne pas dépasser le tissu cellulaire sous-cutané quand on poussera l'injection.

A ce moment, l'aiguille étant en place, on change la seringue de main. La droite pousse l'injection tout doucement, tandis que la gauche maintient la canule en place.

La place où l'on doit faire la piqûre, a été lavée au préalable

2° Faire dans la gorge, comme pour toute angine, une irrigation, trois fois par jour, avec de l'eau bouillie boriquée chaude.

3° Badigeonnage toutes les deux heures le jour, seulement toutes les quatre heures la nuit, avec le collutoire :

℞ Acide salicylique....... 60 centigr. à 1 gramme.
   Alcool............................ 20 grammes.
   Glycérine........................ 30   —
   Infusion d'eucalyptus.............. 50   —

3° Isoler l'enfant dès la constatation de la diphtérie; seules les personnes appelées à le soigner pénétreront dans la chambre.

Placer le lit de l'enfant au milieu de la pièce. qui sera ventilée au moyen d'un bon feu de bois en hiver, par l'aération directe, avec précaution, dans la bonne saison. La température sera de 16 à 18°, légèrement humide, grâce à la bouillotte en ébullition.

8° Comme aliments : lait, laits de poule, chocolat, etc. ; varier beaucoup, offrir un sorbet, une glace, des fruits cuits ou crus, etc. Lavements de peptone si l'ali-

avec une solution de sublimé à 1/1000, puis recouverte, après l'opération d'un morceau d'ouate hydrophile qui se collera par le retour de quelques gouttes de sérum.

Il se produit une boule d'œdème, comme après toute injection sous-cutanée, qui disparaît en un quart d'heure ou vingt minutes.

Il n'y a aucune réaction générale.

(2) Faire d'abord, après une irrigation sérieuse, un badigeonnage très doux avec de l'ouate hydrophile sèche, pour nettoyer, puis avec un autre morceau d'ouate imbibée de collutoire (Voir, pour les irrigations, *Angine catarrhale*).

mentation naturelle n'est pas suffisante. Vin de Málaga, de Xérès, de Porto, champagne, grogs, café, thé, etc.

9° Potion tonique :

℞ Extrait de quinquina.......... 2 à 3 grammes.
　Cognac......................... 10 à 20 　—
　Sirop de groseille............. 　30 　—
　Julep gommeux................. 　100 　—

par cuillerée à dessert ou à soupe, de deux heures en deux heures, après les badigeonnages.

10° Si la maladie s'étend au larynx ou aux fosses nasales, on fera le traitement de chaque localisation (Voir les mots : *Croup, Coryza, Paralysies diphtériques*).

11° Si le malade guérit, il restera isolé encore quinze jours après la guérison confirmée, pendant lesquels il sera baigné plusieurs fois ; tout ce qu'il aura touché sera désinfecté ou détruit par le feu, la chambre subira une désinfection méticuleuse et complète : papiers enlevés, parquet gratté et lavé au sublimé.

II. — *Angine diphtérique pure mais grave.*

(Plaques très épaisses s'étendant partout et se reproduisant rapidement).

1° Faire le traitement indiqué pour I, mais le second jour, répéter l'injection de sérum en deux doses de 10 grammes, une le matin, une le soir, si l'élévation ou l'état stationnaire du pouls et de la température, l'apparition de l'albumine, montrent que le mal n'est pas enrayé. En général, après le second ou le troisième jour, le malade va mieux, puis il guérit (1).

2° *Traitement général.* — Le même que pour I, en insistant sur les aliments réparateurs sous un petit volume et les boissons toniques, les lavements nutritifs, les inhalations d'oxygène et le régime lacté exclusif, s'il y a albuminurie.

III. — *Angine diphtérique associée au streptocoque.*

(On trouve avec le bacille diphtérique le streptocoque et les staphylocoques).

1° Le premier jour, injecter 20 centimètres cubes comme pour les cas précédents. Recommencer le second jour, le troisième, et diminuer la dose ou la maintenir si on ne retrouve pas les microbes ou si, au contraire, ils persistent. De même, on continuera s'il y a de l'albuminurie persistante (1).

2° Même traitement local et général que pour I et II (2),

(1) La présence de l'albumine dans les urines indique une action de la toxine diphtérique sur le filtre rénal. Il est donc indiqué d'augmenter les doses d'antitoxine pour neutraliser, autant que possible, l'action de la toxine sur le rein.

(2) M. Roux n'est pas opposé au traitement local. Il déconseille l'acide phénique et le sublimé mais, depuis quelque temps surtout il recommande, outre le bleu composé, un mélange à parties à peu près égales, de camphre et de menthol porté à viscosité dans un mortier. On sait que le violet de *méthyle* en solution à 1 pour 1000 tue le bacille de Loffler, en une minute, sans produire d'irritation locale ni d'intoxication chez les enfants, même les plus jeunes. On frotte avec une solution saturée de violet de *méthyle* et de l'ouate hydrophyle, les plaques qui se colorent en bleu. Quand la coloration s'efface, on recommence jusqu'à ce que les fausses membranes aient disparu. Un badigeonnage toutes les trois ou quatre heures suffit.

en insistant sur le régime lacté, et quand la diurèse laisse à désirer, ajouter à chaque tasse de lait une cuillerée à café ou à dessert de lactose.

IV. — *Soupçon ou crainte de diphtérie.*

(Un enfant ou plusieurs enfants ont été en rapport avec un enfant atteint de diphtérie, mais n'ont encore aucun symptôme de la maladie.)

Injecter préventivement, à titre de vaccin, une seule fois 5 centimètres cubes de sérum à chaque enfant âgé de moins de dix ans, et 10 centimètres cubes au-dessus de cet âge.

V. — *Diphtérie des fosses nasales.*

1° Injection de sérum comme pour I.

2° Irrigation toutes les deux heures avec de l'eau boriquée saturée.

3° Appliquer ensuite la pommade :

℞ Acide borique...................... 3 grammes.
Vaseline........................... 30 —

Pour la diphtérie du larynx, voir *Croup*.

VI. — *Diphtérie de la conjonctivite.*

1° Injection de sérum comme pour I (1).

2° Lavages et pulvérisations boriquées.

(1) Pour toutes les localisations de la diphtérie, il est entendu qu'on fera avant tout les injections de sérum.

V. — *Diphtérie de la vulve.*

1° Lavages à l'eau boriquée saturée chaude ou mieux avec la solution antiseptique indiquée, une cuillerée à soupe par litre d'eau.

2° Badigeonnages à la teinture d'iode.

3° Pansement avec iodoforme et ouate aseptique.

Dysenterie (1).

1° Dès le début, donner comme évacuant :

℞ Calomel...................... 10 à 30 centigr.

en une fois.

Ou :

℞ Calomel...................... 10 à 30 centigr.
Sucre de lait...................... 4 grammes.

en dix doses, une toutes les heures dans un peu d'eau jusqu'à effet ; donner un grand lavement chaud d'eau boratée à 2 p. 100, matin et soir.

2° Après le grand lavement, en donner un à garder, contre la douleur, avec une à cinq gouttes (selon l'âge) de laudanum, et la potion :

℞ Laudanum de Sydenham........ I à IV gouttes.
Salicylate de bismuth.......... 2 à 4 grammes.
Julep gommeux.............. 120 —

3° Appliquer sur le ventre, en permanence, une vessie de glace, séparée de la peau par une ou deux épaisseurs de flanelle.

4° Après vingt-quatre ou trente-six heures, s'il n'y a pas d'amélioration, recourir au traitement par l'ipéca.

a) Potion par cuillerée à dessert d'heure en heure :

(1) Très rare chez nous, où elle est plutôt représentée par des cas *sporadiques*, *dysentériformes*, elle consiste en une colite ulcéreuse, infectieuse et contagieuse, avec selles glaireuses, muco-membraneuses, contenant des raclures de chair, du sang, du muco-pus ou du pus, précédées de violentes douleurs et suivies de ténesme rectal et vésical, épreintes, tout cela accompagné de fièvre et aboutissant bientôt à un état cachectique.

℞ Ipéca............................ 2 grammes.
  Eau bouillante....................... 100 —

Faire bouillir quelques instants et ajouter :

  Sirop de polygala.................... 30 grammes.

b) Lavement :

℞ Ipéca..., ... 5 à 10 grammes.
  Eau bouillante................. 100 à 150 —

Laisser bouillir et ajouter, suivant l'âge, une à quatre ou cinq gouttes de laudanum.

5° S'il y a du sang en abondance, donner le lavement :

℞ Nitrate d'argent................. 5 à 10 centigr.
  Pour eau...................... 100 grammes.

Ou un lavement astringent :

  Cachou.......................... 8 grammes.
  Extrait de feuilles de noyer......... 2 —
  Extrait de bois de campêche........ 3 —
  Eau............................ 200 —

(J. Simon.)

6° Bains tièdes quotidiens à la fin de la maladie et pendant la convalescence ; saison à Plombières, le moment venu.

7° *Régime alimentaire.* — Supprimer tous les aliments et ne donner d'abord que de l'eau glacée, puis de l'eau albumineuse, de la décoction blanche de Sydenham, puis du lait stérilisé, coupé, et enfin du bouillon, des laits de poule, des œufs, des purées de viande crue, des viandes blanches, du poisson, etc. ; et ce ne sera que lentement que l'enfant reviendra aux farineux et aux aliments ordinaires, er évitant pendant longtemps les fruits crus qui souvent ont déterminé la maladie.

8° *Hygiène prophylactique.* — L'enfant sera isolé; il se servira pour aller à la selle d'un vase contenant de la solution de sulfate de cuivre à 5 p. 100; son linge de corps sera envoyé à l'étuve, et ses vêtements, ainsi que tout ce qui aura touché à sa petite personne, seront désinfectés, y compris sa chambre, surtout si la maladie règne endémiquement et, à plus forte raison, s'il s'agit de dysenterie épidémique.

Dyspepsie.

I. — *Dyspepsie chez un enfant au sein.*

(Régurgitations, selles grumeleuses, diarrhée ou constipation.)

1° *a*) Régler le nouveau-né à prendre le sein toutes les deux heures et, s'il rend par régurgitation le trop-plein de son estomac, ne le laisser téter que cinq ou six minutes (au besoin, la balance interviendra de temps en temps pour juger de la ration que prendra le bébé).

Plus tard, le sein ne sera donné que toutes les trois heures.

b) Régler et surveiller l'alimentation de la nourrice, qui ne prendra aucun aliment indigeste et qui boira de l'eau rougie ou de la bière, un litre de chaque par jour.

2° Si, malgré cette double réglementation, l'enfant rend des caillots de lait, s'il a des garde-robes grises ou vertes, contenant des grumeaux caséeux :

a) Donner après les tétées une cuillerée à café ou à dessert d'eau de Vals, Saint-Jean.

Ou : *b*) S'il n'y a pas de mieux, laisser les alcalins et donner la potion suivante :

℞ Acide chlorhydrique.................... I goutte.
Sirop de fleur d'oranger.............. 20 grammes.
Eau distillée......................... 40   —

Une cuillerée à café après chaque tétée.

Enfin, si l'enfant reste dyspeptique :

c) Changer la nourrice.

3° Calmer les coliques avec des onctions d'huile de camomille camphrée chaude et une couche d'ouate ou un grand cataplasme léger, arrosé de baume tranquille.

II. — *Dyspepsie chez un enfant élevé artificiellement.*

(Diarrhée ou constipation, vomissements.)

1° Régler les repas de l'enfant, lui supprimer tout aliment solide et lui donner, à défaut du lait de femme, du lait d'ânesse ou du lait stérilisé exclusivement.

2° S'il y a de la diarrhée, potion par cuillerée à café ou à dessert d'heure en heure :

℞ Laudanum de Sydenham..........	1/2 goutte à I goutte.
Salicylate de bismuth.............	1 à 2 grammes.
Sous-nitrate de bismuth..........	2 —
Sirop de fleur d'oranger..........	30 —
Julep gommeux.........	120 —

3° S'il y a constipation :

℞ Calomel..................................	10 centigr.
Sucre de lait.......................	1 gramme.

En 10 paquets, un toutes les heures jusqu'à effet.
Ou :
Une pincée de magnésie anglaise dans un peu d'eau très sucrée, ou une cuillerée à café du mélange :

℞ Huile d'amande douce............	} āā 30 grammes.
Sirop de chicorée...............	

4° S'il y a des coliques :

a) Avant chaque repas, dans un peu d'eau, donner, à l'exemple de J. Simon, une goutte de la mixture :

℞ Teinture de belladone...........	} āā 10 grammes.
Élixir parégorique...............	

b) Les onctions et les cataplasmes comme pour I.

5° Contre les vomissements : potion Rivière, et alors aussi chercher une nourrice sans plus tarder.

III. — *Dyspepsie au moment du sevrage.*

1° Suspendre momentanément tous les aliments autres que le lait et revenir à l'allaitement par le lait de femme ou le lait stérilisé.

2° Donner, comme pour II, un alcalin ou un acide et combattre chaque symptôme.

IV. — *Dyspepsie avec dilatation de l'estomac.*
(Seconde enfance).

1° Commencer par aseptiser le tube digestif en don-nant :

a) Calomel.... .... 10 à 30 centigr.

ou la même dose en dix prises, une toutes les heures, jusqu'à effet.

b) Grand lavement d'eau boratée chaude à 2 pour 100, tous les jours.

2° Donner pendant huit jours avant les deux repas principaux, dans un peu d'eau, une cuillerée à café de la mixture :

℞ Teinture de noix vomique........ } āā 5 grammes.
   Teinture de cascarille........... }
   Teinture de rhubarbe.......:...   10 —
   Teinture d'écorce d'orange am.. } āā 20 —
   Teinture de gentiane........... }

Pour un enfant de sept ans (J. Simon). (Augmenter ou diminuer suivant l'âge).

3° Pendant les huit jours suivants, avant les deux repas, un cachet :

℞ Benzonaphtol...................... } āā 10 centigr.
   Salicylate de bismuth.............. }

Ou, si l'enfant est trop petit pour avaler les cachets, un des paquets :

℞ Benzonaphtol...................... } āā 10 centigr.
   Salicylate de bismuth.............. }
   Sucre de lait.....................   20   —

(S'il y a tendance à la constipation, remplacer le salicylate de bismuth par du salicylate de magnésie.)

4° L'enfant fait quatre repas, l'adolescent trois.

a) Le matin, soupe ou potage épais, racahout, ou mieux un œuf à la coque avec un peu de pain.

b) A quatre heures, rien aux adolescents ; un petit pain, avec de la marmelade de fruits ou de bonne confiture aux enfants du second âge.

c) A midi, repas suffisant, composé d'une viande rôtie ou grillée, réduite en purée pour les petits enfants ; d'un œuf ou d'un légume réduit en purée et passé, et d'un dessert : fruits cuits ou biscuits secs (biscuits de Reims, biscuits à la cuiller, etc.).

d) Le soir, pour les petits, rien qu'un potage épais et une tasse de lait ; pour les grands, on ajoutera une viande et un légume, comme pour le repas de midi, mais en moindre quantité.

5° *Aliments conseillés :*

Croûte de pain ou pain grillé, potages épais, biscotte, bouillie, purées de pois, lentilles, haricots, pâtes, tapioca, sagou, riz, semoule, arrow-root, farine séchée au four, potage à la reine.

Viandes de boucherie, dépourvues de leur graisse, bien tendres et convenablement cuites, rôties ou braisées.

Volailles rôties.

Poule au riz.

Jus et purées de viandes.

Quenelles de volailles, gelées, cervelle, ris de veau.

Poissons bouillis.

OEufs frais à la coque, brouillés, pochés.

Les œufs au lait.

Les crèmes.

Les purées de légumes secs, passées.

Les légumes verts, très cuits, de préférence en purée.

Les pommes de terre à la vapeur, écrasées.

Les fromages frais.

Les compotes, les marmelades.

Les gelées de fruits.

Quelques fruits mûrs : raisins, pêches, fraises, en rejetant la peau et les pépins.

Les gâteaux secs, les biscuits de Reims, les biscuits à la cuiller, gaufrettes.

Lait pur ou coupé d'eau de Vals, Saint-Jean.

Bière légère.

Vin blanc ou cognac dans beaucoup d'eau.

5bis *Aliments défendus :*

Aliments gras.

Beurre en tartines.

Sauces grasses ou épicées.

Ragoûts, gibier.

Viande de porc, charcuterie.

Poissons de mer, homard, coquillages.

Friture.

Légumes crus (salades, radis).

Légumes indigestes : artichauts, betteraves, choux-fleurs, cornichons, oignons, poireaux.

Pâtisseries feuilletées ou mal cuites.

Les brioches chaudes et analogues.

Les bonbons.

Vin rouge, vin pur.

Vinaigre.

Thé, café.

6° Donner à boire peu, 150 à 250 grammes à chaque repas ; faire manger lentement pour bien mastiquer.

Ne rien laisser manger, ni rien boire en dehors des repas.

7° Régulariser les garde-robes au moyen de lavements et de laxatifs légers.

8° Ne permettre aucun travail après les repas, et diminuer l'étude et la sédentarité. Exercice modéré au grand air.

9° Tub, tiède ou froid, le matin, suivi d'une friction sèche sur tout le corps avec un gant de crin ou de flanelle imbibé d'eau de Cologne, ou mieux de la mixture :

℞ Alcoolat de lavande...........................
  Alcoolat de romarin........................ } āā
  Baume de Fioraventi........................)

10 Saison à Plombières, séjour au bord de la mer ou dans les montagnes.

V. — *Dyspepsie atonique et douloureuse des petits névropathes.*

1° Donner, avant les repas, dans un peu d'eau :
a) Dix gouttes de la mixture :

℞ Teinture de belladone...............	2	grammes.
Élixir parégorique	4	—
Teinture de colombo.................	6	—
Teinture de badiane.................	8	—

Ou pour des enfants grands :
b) Un des cachets suivants :

℞ Poudre de belladone... .... 10 centigr.
  Salicylate de magnésie............. 10 grammes.
  Rhubarbe........................ 5   —
Divisez en 30 cachets.

suivi d'une cuillerée à dessert ou à soupe de :

℞ Eau chloroformée saturée........ 50 à 100 centigr.
  Eau de tilleul................... 150 grammes.
  Sirop de fleurs d'oranger........ 50   —

2° Même régime que pour IV, en insistant sur les aliments simples, d'où seront par conséquent exclus tous les excitants (vin, café, thé, épices).

Comme boisson, lait ou bière amère légère, pure ou coupée d'eau de Vals, Saint-Jean, Précieuse.

3° Même hygiène que pour IV, en insistant sur les promenades et exercices au grand air, la gymnastique et surtout l'hydrothérapie et les frictions de la peau.

VI. — *Dyspepsie avec constipation habituelle.*

1° Donner avant les repas, dans un peu d'eau, dix gouttes de :

℞ Teinture de rhubarbe............. 10 grammes.
  Teinture de belladone............. 5   —
  Teinture de noix vomique.......... 1 gramme.
                                       (J. Simon.)

Ou un des paquets :

℞ Poudre d'yeux d'écrevisses........ 20 centigr.
  Magnésie calcinée................ 15   —
  Rhubarbe........................ 10   —
  Noix vomique.................... 1   —
  Pepsine......................... 5   —
        (J. Simon.)   N° 30.

2° Habituer l'enfant à se présenter à la selle tous les jours à heure fixe et, au besoin, solliciter la garde-robe au moyen de lavements simples ou glycérinés, suppositoires glycérinés, etc.

3° Même régime que pour IV, en insistant sur les végétaux frais, bien cuits, les fruits cuits ou bien mûrs.

VII. — *Dyspepsie avec diarrhée lientérique.*

1° Régime indiqué pour IV, en insistant sur les œufs, viandes tendres ou râpées, purées, panades, biscottes, riz et, en cas d'insuccès, régime lacté.

2° Avant les repas, dans un peu d'eau, cinq à dix gouttes d'élixir parégorique, ou un des cachets :

℞ Salicylate de bismuth.................. 5 grammes.
  Extrait thébaïque.................... 5 centigr.
Divisez en quinze cachets.

3° Saison à Plombières.

VIII. — *Dyspepsie acide (hyperchlorhydrie).*
(Seconde enfance et surtout adolescence.)

(Crises gastralgiques, quand l'estomac est vide, soulagées par les aliments ou un vomissement abondant.)

1° Donner aussitôt après les trois repas et deux heures après un des paquets :

℞ Bicarbonate de soude........... .... 1 gramme.
  Craie préparée..................... 50 centigr.
  Poudre de vanille................ Q. s. pour aromatiser.

Pour un paquet.

2° Saison à Vals ou Vichy, à Pougues.

3° Régime comme pour IV, en insistant sur les œufs, le laitage, les crèmes, les légumes verts, bien cuits, en purées passées ; peu de viande à midi et point le soir. Lait coupé de thé léger au repas de midi ; lait pur le soir, aucun acide, ni alcool.

IX. — *Dyspepsie hypochlorhydrique.*

1° Donner aussitôt après les trois repas un verre à liqueur de la préparation :

℞ Acide chlorhydrique................. 1 gramme.
Eau.............................. 500 grammes.
Sirop de limons.................... 100   —

2° Régime réglé comme pour IV ; trois repas composés surtout de viandes tendres, bien divisées, bouillon, œufs, laitage, eau rougie ou coupée d'un peu de vin blanc, laitage, poisson bouilli, etc.

3° Soins d'hygiène générale comme pour IV.

X. — *Dyspepsie avec anorexie.*

1° Donner avant les repas, dans un peu d'eau pure ou étendue d'une cuillerée de vin de gentiane, dix gouttes du mélange apéritif suivant :

℞ Teinture de noix vomique.......... 1 à 2 grammes.
Teinture de cascarille............. ⎫
Teinture de cannelle.............. ⎪
Teinture de colombo............... ⎬ āā 5   —
Teinture de rhubarbe.............. ⎭

2° Laisser manger à l'enfant (le plus souvent une petite fille) tout ce qu'il aime, car lui faire un régime serait lui enlever encore l'appétit.

3° Exercice, promenades, changement d'air.

Ecthyma.

(Pustule à base rouge, qui, en se rompant, fait place à une croûte noire, épaisse, recouvrant un pus séreux, inoculable.)

I. — *Ecthyma simple.*

1° Donner chaque jour un bain à l'eau boriquée ou au sublimé pour assurer la propreté et pour faire tomber les croûtes. En outre, cataplasmes arrosés d'eau boriquée dans le même but.

2° Recouvrir chaque excoriation avec un petit carré d'emplâtre de Vigo, renouvelé tous les jours.

3° Relever la santé générale par un bon régime.

4° Huile de foie de morue le matin.

5° A midi et le soir, liqueur de Fowler, une à trois gouttes dans un verre à madère ou à bordeaux de malt ou de bière amère ou de un demi à un verre à bordeaux d'eau de La Bourboule, source Choussy.

II. — *Ecthyma syphilitique.*

1° Pansement comme 2° de I.

2° Donner, suivant l'âge, d'une demi-cuillerée à une cuillerée à café de sirop Gibert.

Eczéma.

I. — *Eczéma chez un enfant dyspeptique ou arthritique.*

A. *Première enfance.* — 1° Régler le régime de la nourrice, lui défendre le café, le thé, l'alcool, la charcuterie, le poisson de mer. Si son lait est trop vieux ou trop riche, la changer.

2° Régler les repas de l'enfant qui ne prendra que toutes les deux heures, puis toutes les trois heures.

3° Avant chaque tétée, lui donner une cuillerée à dessert ou à soupe d'eau de Vals, Saint-Jean.

4° Une fois par semaine donner le matin, entre deux tétées :

℞ Calomel............................. 10 centigr.

5° Tenir l'enfant excessivement propre, le baigner tous les jours pendant cinq à dix minutes dans de l'eau de feuilles de noyer et le couvrir de poudre d'amidon.

6° Ne pas opérer le sevrage pendant une crise aiguë d'eczéma.

7° Sur place, à la *période de début* (rougeur et prurit), appliquer des cataplasmes de fécule de pommes de terre ou des compresses de tarlatane à beurre, repliées en huit doubles et trempées dans l'eau d'amidon ou de guimauve.

L'eau employée pour les cataplasmes et les compresses sera de l'eau boriquée, saturée. Dans certains cas, compresses d'huile de foie de morue (Brocq).

8° A la *période d'état*, de suintement, saupoudrer avec :

℞ Oxyde de zinc................. } āā 15 grammes.
   Acide borique................. }
   Talc.......................... } āā 30   —
   Amidon........................ }

9° A la *période de dessiccation*, couvrir les parties malades d'une des pommades suivantes, bien étalée sur une compresse de tarlatane fine ou d'ouate :

℞ Oxyde de zinc................. } āā 6 grammes.
   Acide borique................. }
   Vaseline...................... 60   —

Ou :

℞ Dermatol...................... 6 grammes.
   Vaseline...................... 40   —
   Lanoline...................... 20   —

Ou :

℞ Glycérolé d'amidon........... 60 grammes.
   Salicylate de bismuth........ 6   —

10° Si on est appelé à voir l'enfant quand il a déjà les croûtes recouvrant les excoriations, on fera d'abord tomber les croûtes à l'aide de cataplasmes ou compresses, bains et lotions émollients.

B. *Seconde enfance.* —1° Après le sevrage, aliments simples : lait, œufs, purées de viandes, de légumes, crèmes, etc., mais pas de charcuterie, de poisson de mer, de gibier.

2° Assurer la liberté du ventre et l'antisepsie intestinale en donnant :

℞ Calomel............................... 15 centigr.

dans un peu d'eau sucrée, une ou deux fois par semaine et un lavement tous les jours.

3° Avant les repas de midi et du soir, donner pendant quinze jours une à trois gouttes, en commençant par une demi-goutte, de liqueur de Fowler dans un peu d'eau, ou un verre à madère d'eau de La Bourboule.

4° Pendant les quinze jours suivants, donner avant les repas un des paquets suivants dans un peu d'eau de Vals, Saint-Jean ou Précieuse :

℞ Bétol...................... .... 20 à 40 centigr.

5° Aux repas, eau de Vals avec du lait, ou un peu d'extrait de malt ; mais pas de vin, de café, de thé, ni aucune boisson alcoolique.

6° Eaux de La Bourboule, Royat, Bagnères-de-Bigorre, Néris, Saint-Gervais, etc.

7° Traitement local comme A de I.

II. — *Eczéma chez un enfant lymphatique ou scrofuleux.*

A. *Première enfance.* — 1° Si l'enfant est élevé artificiellement, ne lui donner que du lait stérilisé et régler ses repas. Si possible, lui donner de préférence une bonne nourrice exempte de scrofule.

2° Soins de propreté et de pansement comme pour A de I.

B. *Seconde enfance.* — 1° Donner le matin, pendant tout l'hiver, un verre à liqueur, à madère ou à bordeaux, suivant l'âge, d'huile de foie de morue en même temps que le premier déjeuner.

En été, on le remplacera par une cuillerée à dessert ou à soupe de sirop iodo-tannique, alterné, de quinze en quinze jours, avec la même quantité de sirop d'iodure de fer.

2° Donner à midi et le soir, dans un verre à madère ou à bordeaux d'extrait de malt, une à trois gouttes de liqueur de Fowler ou un verre à madère d'eau de La Bourboule.

3° Eaux de Luchon, de Cauterets, de Barèges, Saint-Honoré, Uriage, Allevard, Loèche, La Bourboule, etc.

III. — *Eczéma chronique invétéré.*

1° Traitement général comme pour I ou II, suivant que l'arthritisme ou la scrofule sont incriminés.

2° Envelopper la partie où siège l'eczéma sec, avec prurit, de toile caoutchoutée ou de taffetas gommé, doublé de toile fine.

3° Provoquer des poussées aiguës, quand l'eczéma se perpétue à l'état sec, avec la pommade :

℞ Tannin...................... 6 grammes.
   Vaseline...................... 60   —

Ou :

℞ Huile de cade.................. 10 grammes.
   Vaseline...................... 30   —

Et combattre la poussée comme pour I et II.

4° Eaux minérales comme pour I ou II, suivant le tempérament ; quelquefois bord de la mer.

Embarras gastrique.

(Seconde enfance.)

1° Donner par cuillerée à café, de dix en dix minutes jusqu'à effet :

℞ Poudre d'ipéca........   50 centigr. à 1 gramme.
Sirop d'ipéca...................   30 grammes.

Eau tiède par-dessus.
2° Lavement.
3° Le lendemain :

℞ Scammonée..................... } āā 20 à 30 centigr.
Jalap............................. }

Dans un peu de miel, de lait ou de confiture.
4° Avant les petits repas, un des paquets :

℞ Benzonaphtol.....................   10 centigr.
Bicarbonate de soude...............   20   —
Sucre.............................   50   —

Dans un peu d'eau sucrée.
5° S'il y a fièvre, un des paquets (1) :

℞ Chlorhydro-sulfate de quinine....   20 à 40 centigr.

Dans un peu de café noir, ou dans un cachet si l'enfant sait l'avaler.

(1) Enfant de cinq à six ans ; augmenter ou diminuer de 5 centigrammes par année d'âge en plus ou en moins.

6° Le premier jour, lait ou bouillon dégraissé, limonade. Les jours suivants, aliments légers jusqu'au retour à l'état normal.

7° L'enfant sera gardé à la chambre, sa température prise deux fois par jour, et il sera surveillé au point de vue des maladies dont l'embarras gastrique pourrait n'être que le prélude et mis au lit, s'il y a de la fièvre.

Emphysème pulmonaire (1).

I. — *Paroxysmes.*

1° Couvrir le thorax de ventouses sèches pendant qu'on fait brûler du papier nitré dans le voisinage de l'enfant.

2° Donner :

℞ Poudre d'ipéca........... 10 centigr. à 1 gramme.
Sirop d'ipéca.................... 30 grammes.

Une cuillerée à café de dix en dix minutes jusqu'à effet.

3° Potion par cuillerée à café ou à dessert, de demi-heure en demi-heure :

℞ Teinture de belladone............... X gouttes.
Sirop d'éther......................
Sirop de codéine............. .... } ãã 10 grammes.
Sirop de tolu.....................
Eau de fleur d'oranger............... 30   —
Eau de tilleul...................... 50   —

II. — *En dehors des crises.*

1° Pendant vingt jours par mois, donner au moment des repas principaux une cuillerée à dessert de :

(1) L'emphysème généralisé durable, permanent, est bien rare chez l'enfant, quoiqu'on l'observe à la suite de la coqueluche, de l'asthme, de la broncho-pneumonie, de la bronchite à répétition et de la bronchite chronique. Mais, même dans ces cas, il est plutôt *partiel* (sommets et bords antérieurs des poumons).

℞ Iodure de potassium................ 5 grammes.
Sirop d'écorce d'orange amère..... 200   —

2° Pendant les dix jours suivants, donner une cuillerée à café de la solution :

℞ Arséniate de soude................. 5 centigr.
Eau distillée....................... 100 grammes.

dans un petit verre d'extrait de malt ou d'eau rougie.

3° Saison au Mont-Dore ou à Allevard.

Endocardite aiguë.

1° Garder l'enfant au lit et lui donner toutes les deux heures une tasse de lait.

2° Dès que le petit malade accuse de la douleur et de l'anxiété, appliquer sur la région précordiale une vessie de glace ou une compresse imbibée d'eau chaude, arrosée de vingt à trente gouttes de chloroforme.

3° Donner par cuillerée à dessert, de deux en deux heures, la potion suivante :

℞ Teinture alcoolique de digitale.... V à XV gouttes.
   Julep gommeux.................. 120 grammes.

à suspendre après trois jours (1).

4° Quand l'état aigu cesse pour faire place à l'état chronique, s'il n'y a pas d'albumine, appliquer tous les quatre ou cinq jours dans la région précordiale un petit vésicatoire volant, camphré, qu'on laissera de deux à

(1) On donnera la poudre de digitale aux doses suivantes :
Poudre de feuilles de digitale :

   5 à 20 centigr. au-dessous de 4 ans.
   20 à 30   —   de 5 à 10 ans.
   30 à 50   —   de 10 à 15 ans.

faire infuser dans :
   ℞ Eau bouillante.................... 80 grammes.

Ajouter :
   Sirop de cerise.................... 30 grammes.

à prendre par cuillerée à soupe dans la journée, de deux en deux heures.

quatre heures en place, et, s'il y a de l'albumine, des pointes de feu une ou deux fois par semaine.

5° En même temps, donner trois fois par jour une cuillerée à café de la potion :

℞ Iodure de potassium.................. 3 grammes.
   Sirop d'écorce d'orange amère...... 30   —
   Eau distillée...................... 120   —

Chaque cuillerée à café contient 10 centigrammes d'iodure.

Pour l'**endocardite chronique**, voir *Cardiopathies chroniques.*

Entérite.

I. — *Entérite aiguë simple.*

A. *Enfant allaité.* — 1° Remettre l'enfant au sein, s'il a été sevré prématurément, et le maintenir, en tout cas, rigoureusement au lait ; le sein avant tout, sinon le lait stérilisé. Régler les tétées ou les prises de lait, qui seront diminuées ou momentanément supprimées dans les cas graves, où la diète hydrique sera indiquée.

2° Avant ou pendant la tétée, une cuillerée à café ou à dessert d'eau de Vals, Saint-Jean, qui sera donnée avec le lait stérilisé, déjà convenablement coupé.

3° Potion par cuillerée à café, de deux en deux heures (1) :

℞ Laudanum de Sydenham................ 1 goutte.
Craie.................................... 1 gramme.
Sous-nitrate de bismuth................ 4 grammes.
Julep gommeux......................... 120   —

4° Si la diarrhée verte se produit avec un caractère acide (Voir *Diarrhée verte*), remplacer la potion au bismuth par la suivante :

℞ Acide lactique........................ 2 grammes.
Sirop simple........................... 20   —
Eau.................................... 80   —

Par cuillerée à café de deux heures en deux heures.

(1) Une demi-goutte de laudanum au-dessous de trois mois.

5° Onctions sur le ventre matin et soir avec de l'huile de camomille camphrée chaude, ouate et flanelle chaude sur le ventre.

6° Soir et matin, grand lavement d'eau de guimauve chaude, à faire rendre, suivi d'un petit lavement d'amidon cuit, à faire garder.

7° Quand la diarrhée sera passée, donner :

℞ Calomel .... 10 centigr.

8° L'enfant sera maintenu au lit avec des bottes d'ouate et toutes les précautions désirables pour ne pas le refroidir, jusqu'à guérison.

L'enfant allant mieux reprendra peu à peu sa vie : régime ordinaire, bains, sorties au dehors.

II. — *Enfant sevré.*

1° Toutes les deux heures, une tasse de lait, additionnée d'une cuillerée à café d'eau de chaux.

2° Dans l'intervalle, un petit verre de décoction blanche de Sydenham.

3° Frictions chaudes et potion bismuthée comme pour I.

4° Si l'entérite persiste à l'état subaigu, remplacer la potion par la suivante :

℞ Sirop de ratanhia.................. 30 grammes.
   Laudanum de Sydenham........... I goutte.
   Sous-nitrate de bismuth......... } āā 2 grammes.
   Salicylate de bismuth .... }
   Julep gommeux................. 120 —

5° A mesure que l'enfant va mieux, augmenter l'alimentation, tout en la dirigeant et examinant les garderobes ; donner des œufs, de la pulpe de viande râpée ou pilée et passée dans un tamis ; des panades, des biscottes, des potages, puis du bouillon, du jus de viande.

6° Pendant la convalescence, éviter la diarrhée et donner des bains ; faire vivre l'enfant au grand air.

III. — *Entérites chroniques.*

A. *Entérite chronique simple.* — 1° Régime sévère à base de lait additionné d'eau de chaux, œufs, pulpe de viande peu cuite, panades, potages au riz.

2° Le matin, tous les deux jours, donner, dans un petit verre d'eau de Vals, Saint-Jean, 5 à 10 grammes de sulfate de soude.

3° Trois fois par jour, une cuillerée à dessert de la potion suivante :

℞ Diascordium............... 50 centigr. à 1 gramme.
  Salicylate de bismu'h............... 3 grammes.
  Sirop de ratanhia..................... 30 —
  Julep gommeux....................... 100 —

4° Dans le lait, donner trois fois par jour une cuillerée à café de poudre de talc.

5° Frictions sèches ou alcooliques sur tout le corps ; bains sulfureux ou salés.

6° Appliquer tous les huit jours un petit vésicatoire volant sur le ventre ; badigeonnages iodés dans l'intervalle sur les parties de la peau qui ne sont pas entamées.

7° Eaux de Plombières, séjour à la campagne, au bord de la mer.

B. *Entérite tuberculeuse.* — 1° Régime comme pour I, en ajoutant deux ou trois fois par jour une cuillerée à dessert ou à soupe de poudre de viande dans du lait.

2° Traitement interne comme 3° et 4° de I.

3° Tous les jours, un lavement avec :

℞ Créosote de hêtre...................... 1 gramme.
   Jaune d'œuf...................... .... N° 1
   Huile d'olive...................... 20 grammes.
   Eau .... 60 —

(Voir *Tuberculose.*)

IV. — *Entérite muco-membraneuse.*

(Alternatives de constipation et de diarrhée.)

1° Donner avant le repas du matin, dans un peu d'eau, une cuillerée à dessert de graine de lin ou de psyllium.

2° Avant les deux principaux repas, un des cachets :

℞ Benzonaphtol...................... 20 centigr.

Pour un cachet.

3° Après les repas, donner dans un peu de grog léger un des paquets :

℞ Pepsine...................... 10 centigr.

4° Donner tous les matins un grand lavement d'un demi-litre avec un des paquets :

℞ Borate de soude...................... 5 grammes.

5° Deux fois par semaine :

℞ Huile de ricin...................
Sirop d'orgeat................... } āā 10 grammes.

6° Alimenter l'enfant avec du laitage, des œufs, des purées de viandes, de légumes, des fruits cuits, etc. Bière amère en boisson ; extrait de malt coupé d'eau de Vals, Saint-Jean.

7° Frictions stimulantes de la peau avec un gant de flanelle et le liniment suivant :

℞ Alcoolat de lavande............... ....
Alcoolat de romarin........................ } āā

8° Flanelle sur le ventre, vêtements chauds.

9° Douches tièdes, puis progressivement refroidies.

10° Vie au dehors le plus possible.

11° Saison à Plombières.

Épilepsie (1).

1° Donner pendant longtemps, un an et plus, le polybromure de la manière suivante :

    ℞ Bromure de potassium......... ⎫
        Bromure de sodium.......... ⎬ āā   10 grammes.
        Bromure d'ammonium......... ⎭
        Sirop d'écorce d'orange amère.....   300   —

Une cuillerée à café (5 grammes du mélange, soit
50 centigrammes de polybromure) au repas de midi,
pendant une semaine ;

Puis deux fois par jour pendant la deuxième semaine ;

Puis trois fois par jour pendant la troisième semaine ;

Puis deux fois par jour pendant la quatrième semaine ;

Puis une fois par jour pendant la cinquième semaine.

Et recommencer ainsi de semaine en semaine, en
montant et descendant cette gamme. (Ce traitement
convient dans la seconde enfance. Dans l'adolescence,
on augmentera jusqu'à cinq ou six cuillerées à café par
jour, soit 2 gr. 50 à 3 grammes.)

(1) J'écarte les fausses épilepsies : vermineuse, jackson-
nienne, etc., pour ne considérer que le mal comitial, avec ses
accidents de petit mal (vertiges), les formes larvées (incontinence
d'urine, impulsion, tics, fugues) et surtout les crises de *haut
mal*, constituant la grande attaque, avec cri, pâleur de la face,
perte de connaissance, chute, tétanisme, mouvements cloniques,
stertor.

2° Pendant quinze jours au repas de midi, dans un peu d'eau, une à trois gouttes de liqueur de Fowler; et pendant quinze jours, quatre à cinq gouttes de teinture de mars tartarisée.

3° Tous les matins, tub froid après accoutumance par l'eau tiède graduellement refroidie.

4° Tous les trois mois, quand cela se peut, donner une série de douches froides, de cinq à dix secondes de durée, en jet brisé, sur tout le corps, sauf la tête.

5° Aux repas, pas de vin, ni d'excitants, mais du lait ou de l'extrait de malt, très étendu d'eau. Alimentation simple et suffisante pour assurer l'entretien et le développement de l'enfant.

6° Suspendre tout travail intellectuel fatigant, le remplacer par des leçons de choses; vie à la campagne, loin des spectacles bruyants ou énervants et exercice physique.

Érysipèle.

I. — *Nouveau-né.*

1° Le sein toutes les deux heures, et dans l'intervalle potion par cuillerée à café, de deux heures en deux heures :

℞ Vin de Malaga .... 20 grammes.
Sirop de fleur d'oranger............. 30 —
Eau distillée .... 60 —

2° *a)* Compresses avec la solution :

℞ Eau de sureau...................... 500 grammes (1).
Acide borique....................... 20 —

Puis :

b) Pansement avec ouate stérilisée et la pommade :

℞ Salol............................... 4 grammes.
Vaseline .... 30 —

Et,

c) A la fin :

℞ Salicylate de bismuth ....⎫
Amidon............................ ⎬ āā 10 grammes.
Talc ....⎭

Qui suffit dans les cas bénins.

(1) D'Espine et Picot.

II. — *Seconde enfance et adolescence.*

1º Matin et soir, donner une dose de quinine proportionnée à l'âge, en pilules, cachet, solution, lavement ou suppositoire.

Dans la solution suivante, une cuillerée à café contient 5 centigrammes de sel quinique. En donner autant de cuillerées que l'enfant a d'années.

℞ Chlorhydro-sulfate de quinine........ 1 gramme.
Sirop de quinquina............. ⎫ āā 60 grammes.
Vin de Malaga................. ⎭

2º *a)* Aseptiser la peau une fois avec la liqueur de Van Swieten, coupée d'eau chaude par moitié et badigeonner toutes les deux ou trois heures avec :

℞ Salol............................. 4 grammes.
Vaseline...................... 30 —

b) Dans les cas graves, pulvérisations avec un pulvérisateur à main et la solution de sublimé dans l'éther à 1 p. 100 (1), en insistant surtout sur la périphérie.

3º Lait, bouillon, lait de poule, limonade, eau rougie, pendant la fièvre.

Après, alimentation tonique et réparatrice : pulpe et jus de viande, œufs, vin de Bordeaux, quinquina, etc.

(1) Talamon.

Érythèmes.

I. — *Érythème simple (intertrigo).*

1° Mettre l'enfant au sein, s'il est élevé artificiellement, quand son état général laisse à désirer.

Régler les tétées et surveiller l'hygiène de la nourrice.

2° Donner tous les jours :

a) Pendant la période inflammatoire bain d'amidon et
lavages avec de l'eau de guimauve ou d'amidon.

b) Quand l'inflammation est tombée, bains et lotions
avec de l'eau de feuilles de noyer.

3° Poudrer avec :

℞ Acide borique................. }
   Oxyde de zinc................. } $\overline{aa}$ 20 grammes.
   Sous-nitrate de bismuth........ }
   Talc.............................. 60   —

Mêlez en porphyrisant.

4° Séparer les parties qui frottent l'une contre l'autre
avec du coton hydrophile, recouvert de la pommade :

℞ Acide borique................ }
   Oxyde de zinc................. } $\overline{aa}$ 2 grammes.
   Vaseline......................... 30   —

II. — *Érythème noueux.*

1° Mettre l'enfant au repos, au lit et à la diète lactée,
s'il y a de la fièvre.

2º Donner alors aussi une cuillerée à café par année d'âge de la solution :

℞ Chlorhydro-sulfate de quinine....   1 gramme.
Sirop de quinquina........... .. } āā 20 grammes.
Eau distillée..,................:.... }

3º Tous les deux jours aussi une cuillerée à café de la poudre composée :

℞ Soufre sublimé........ ....)
Crème de tartre................. } āā 20 grammes.
Magnésie calcinée................ }
Bicarbonate de soude............)

4º Onctions sur les points douloureux avec :

℞ Baume tranquille.................   100 grammes.
Chloroforme.......................   10 —

Et enveloppement d'ouate.

5º Quand la fièvre et les douleurs sont passées, bien nourrir l'enfant avec des œufs, de la viande, etc.

Lui donner de la bonne bière amère ou de l'extrait de malt, coupé d'eau de Vals, et le laisser au repos relatif jusqu'au retour des forces.

6º Après la guérison établie, donner deux fois par jour, avant les deux repas principaux, une cuillerée à café ou à dessert de sirop d'iodure de fer, et pendant les deux déjeuners de l'huile de foie de morue.

Favus (Teigne faveuse).

A. *Teigne du cuir chevelu.* — 1° Isoler le malade jusqu'à guérison, ou l'obliger à avoir la tête constamment couverte d'un bonnet de taffetas gommé ou de toile caoutchoutée.

2° Couper les cheveux ras et appliquer des cataplasmes ou compresses de tarlatane, trempés dans un mélange d'eau boriquée et de fécule, ou encore une calotte de caoutchouc pour faire tomber les croûtes.

3° Épiler autour des points malades, par petites séances, et faire des frictions ou onctions avec la pommade suivante, matin et soir :

℞ Turbith minéral...................... 1 gramme.
   Vaseline............................ 30 grammes.

Ou :

℞ Camphre........................... 1 gramme.
   Fleur de soufre.................... 2 à 3 grammes.
   Axonge benzoïnée.................   30   —

En calmant l'irritation obtenue, si elle est trop violente, avec des compresses ou cataplasmes *ut supra*.

4° Quand il ne se fait plus de croûtes et que l'épilation n'est plus nécessaire, on laisse pousser les cheveux et alors on peut activer la régénération des bulbes pileux au moyen d'huile de cade, appliquée après un lavage au savon noir, sans irriter la peau au point d'y produire des plaies où les cheveux ne reviendraient plus.

5° Donner le matin une cuillerée à soupe, et plus si possible, d'huile de foie de morue en hiver et, en été, une cuillerée à dessert ou à soupe de sirop iodotannique ou de sirop d'iodure de fer.

6° Donner avant les deux repas principaux, dans un petit verre d'extrait de malt, une à trois gouttes progressivement de liqueur de Fowler, en alternant, de quinze jours en quinze jours, avec une préparation de vin de quinquina, une cuillerée à dessert ou à soupe, ou de fer, cinq à dix gouttes de teinture de mars tartarisée.

7° Relever, d'ailleurs, la constitution en appliquant le traitement général nécessité par le lymphatisme, la scrofule, l'anémie, etc.

B. *Teigne des parties glabres.* — 1° Frictions avec le savon mou de potasse.

2° Badigeonnages à la teinture d'iode.

3° Traiter comme pour A l'état général constitutionnel.

C. *Teigne unguéale.* — 1° Détruire à la lime ou à la curette les points envahis par l'insecte.

2° Badigeonnages iodés.

3° Dans les cas rebelles, extirper l'ongle.

4° Traiter, comme pour A, l'état général constitutionnel.

Fièvres intermittentes paludéennes.

I. — *Enfant du premier âge.*

Accès ordinairement quotidien, ou même biquotidien.

1° Donner aussitôt après l'accès et, s'il y en a deux par jour, après chaque accès un petit lavement à garder selon la formule :

> ℞ Chlorhydro-sulfate de quinine...   10 à 20 centigr.
> Laudanum de Sydenham........   Une demi-goutte.
> Eau distillée...................   30 grammes.

Après un lavement d'eau tiède, qui devra être rendu.

Ou, si les lavements sont mal gardés, un petit suppositoire :

> ℞ Chlorhydro-sulfate de quinine..   10 à 20 centigr.
> Beurre de cacao................   2 grammes.

2° Faire concurremment des frictions aux jarrets, plis de l'aine, aisselles, etc., avec la pommade :

> ℞ Chlorhydro-sulfate de quinine......   5 grammes.
> Axonge..........................   20   —

3° Donner le sein ou le lait toutes les deux heures (1).

(1) Se souvenir que, par la voie rectale, la dose de quinine doit être doublée.

On donnera donc :

	Par la bouche.	Par le rectum.
De 0 à 1 an..........	0,05	0,10
De 1 à 2 ans.........	0,10 à 0,20	0,20 à 0,40
De 2 à 3 ans.........	0,15 à 0,25	0,30 à 0,50
De 3 à 4 ans.........	0,20 à 0,30	0,40 à 0,60
De 4 à 7 ans.........	0,30 à 0,40	0,60 à 0,80
De 7 à 15 ans	0,40 à 1 gr	0,80 à 1,50

4° L'enfant est gardé au lit ou dans les bras avec des bottes d'ouate et taffetas gommé ; la température est prise deux ou trois fois par jour. Lorsque celle-ci n'indiquera plus d'accès fébrile depuis deux jours, on suspendra la quinine.

II. — *Enfant au-dessus de deux ans.*

1° Donner six à sept heures avant le moment de l'accès, dans une cuillerée de café de glands doux ou de chicorée, dans de la confiture ou du sirop d'écorce d'orange amère, un des paquets :

℞ Chlorhydro-sulfate de quinine..... 20 à 30 centigr. (1).

En même temps que les aliments (J. Simon).

Ou, si l'enfant est réfractaire à la voie buccale, la dose double en lavement ou en suppositoire.

2° Toutes les deux heures, lait ou bouillon, ou potages, crèmes, purées de viandes, etc.

III. — *Fièvre intermittente ancienne méconnue.*

1° Donner la quinine aux doses indiquées, suivant l'âge.

2° Donner avant les deux petits repas principaux,

(1) Pour les enfants de cet âge, on peut faire faire de toutes petites pilules qu'ils avaleront perdues dans de la confiture ou du miel :

℞ Sulfate de quinine................... 2 centigr.
  Miel.......................... Q. s.

Pour petite pilule argentée.

dans un peu d'eau ou de sirop de quinquina, une demi-goutte (un an), une goutte (deux ans) de liqueur de Fowler ; au-dessus de deux ans, commencer par une goutte, en augmentant par demi-goutte, jusqu'à quatre ou cinq gouttes, deux fois par jour.

3° Si la digestion et l'appétit sont paresseux, donner en même temps :

℞ Teinture de noix vomique............ 5 grammes.
Teinture de gentiane..... 20   —

Deux à quatre gouttes dans un peu d'eau avant le repas, en même temps que la liqueur de Fowler.

IV. — *Fièvre intermittente chronique avec cachexie profonde.*

1° Au-dessous de deux ans, faire tous les mois un traitement de huit jours comme pour I, aussi longtemps que l'enfant reste maigre et anémié.

2° Au-dessus de deux ans, donner en outre la liqueur de Fowler comme pour III, ou une cuillerée à café de la préparation suivante, dans un peu de vin de quinquina, avant les repas :

℞ Arséniate de soude.................. 5 centigr.
Eau distillée......................... 250 grammes.

3° De quinze en quinze jours, alterner avec :

℞ Teinture de mars tartarisée.

Deux à six gouttes dans un peu d'eau, avant les repas.

4° Ou associer les deux médicaments en donnant un granule d'arséniate de fer de 1 milligramme.

5° Revenir à la quinine dès qu'il y a un retour offensif des accès, et la continuer pendant deux ou trois jours encore après qu'ils sont passés.

6° Le matin, friction sèche sur tout le corps, précédée d'un lavage rapide à l'eau tiède, puis froide, ou même petite douche de dix à vingt secondes.

7° Alimentation reconstituante à base de viande en purée ou autrement, jus de viande, gelée, bouillon, extrait de malt, bon vin, quinquina, etc.

8° Changer de localité, saison à Plombières ou à La Bourboule; l'hiver dans une contrée chaude au bord de la mer, dans un endroit sablonneux, exempt de marécages.

V. — *Fièvre intermittente pernicieuse.*
(Rare chez l'enfant.)

Commencer par faire, sans tenir compte des heures, une injection sous-cutanée avec la solution :

℞ Chlorhydrate de quinine............   2 grammes.
Eau distillée.......................   10 c. cubes.

Chaque injection contiendra 20 centigrammes; on la fera entière, ou à moitié, ou au quart, suivant l'âge de l'enfant ou la gravité du cas. Continuer à donner la quinine comme pour les autres cas.

VI. — *Fièvre intermittente tierce, quarte.*

1° Donner la quinine aux doses appropriées à l'âge et de la façon suivante : la demi-dose quotidienne six heures avant l'accès, l'autre demi-dose trois heures avant.

2° Le jour, ou les jours intercalaires, suivant qu'il s'agit d'une fièvre tierce ou quarte, donner la demi-dose seulement.

VII. — *Fièvre intermittente larvée.*

[Se traduisant par accès d'asthme, de céphalée, de névralgie, vomissement, etc., revenant par intermittence à heures fixes (seconde enfance, adolescence).]

1° Donner la quinine comme pour IV, six et trois heures avant l'accès de névralgie, d'asthme, etc.

2° Donner avant les repas, pendant quinze jours, une cuillerée à dessert de vin de quinquina dans un peu d'eau, et pendant quinze jours la liqueur de Fowler comme pour VI.

3° Hygiène comme pour VI.

4° Saison à La Bourboule.

Fièvre typhoïde (1).

I. — *Fièvre typhoïde au début, à diagnostic incertain, ressemblant surtout à un embarras gastrique fébrile.*

1° Donner, suivant l'âge :

℞ Calomel........ .... 20 à 30 centigr.

dans un peu d'eau sucrée, de miel ou de confiture.

2° Grand lavement ou mieux irrigation d'infusion de camomille, d'eau *bouillie* ou d'eau boratée, selon la formule :

℞ Borate de soude.................:....... 6 grammes.
Eau bouillie.......... .... 1 litre.

tiède ou presque froid, matin et soir.

3° Potion par cuillerée à café ou à dessert de deux en deux heures :

℞ Benzonaphtol.................... 1 à 2 grammes (2).
Sirop de menthe................. 25   —
Eau gommeuse................. 120   —

4° Toutes les deux heures, donner une petite tasse de lait pur ou, pour en changer le goût si l'enfant est dif-

(1) On se souviendra que, bénigne en général dans la seconde enfance, la fièvre typhoïde est grave dans la première enfance et dans l'adolescence.

(2) Le *benzonaphtol* sera donné à la dose de 1 gramme de deux à cinq ans et de 1 gr. 50 à 2 grammes pour les enfants de cinq à douze ans; on peut donner le *bétol* à peu près aux mêmes doses (Voyez le tableau). L'un et l'autre médicament peuvent être donnés dans du lait ou de l'eau sucrée.

ficile, y ajouter un peu de café, de thé, de cognac, de kirsch, de sucre vanillé, une pincée de poudre de chocolat, etc.; ou encore le couper de bouillon dégraissé.

5° Boissons comme pour II.

II. — *Fièvre typhoïde légère.*

1° Continuer ce traitement du début en revenant au calomel ou à un autre purgatif léger après deux ou trois jours. On pourra donner une petite limonade purgative gazeuse ordinaire ou faite suivant la formule. :

℞ Citrate de magnésie............ 20 à 40 grammes.
  Eau............................ 125   —
  Sirop de limons................ 30   —

Le sirop de cerise, de groseille, de framboise ou d'orange, etc., pourront remplacer celui de limons, et on y reviendra aussi souvent que cela sera nécessaire.

2° Grand lavement froid, matin et soir, comme pour I, avec eau boratée, ou avec un verre de la solution :

℞ Naphtol.ϐ...................... 20 centigr.
  Eau bouillie................... 1 litre.

Divisez en quatre doses égales.

3° Potion par cuillerée à dessert de deux en deux heures.

℞ Benzonaphtol .... 1 à 2 grammes.
  Salicylate de magnésie.......... 2 à 4   —
  Sirop de menthe................ 25   —
  Julep gommeux................. 120   —

Et, s'il y a diarrhée, remplacer le salicylate de magnésie par la même dose de salicylate de bismuth.

4° Donner à midi et le soir à 5 heures un des cachets :

2° Chlorhydro-sulfate de quinine.....   15 centigr. (1).

ou la même dose de médicament en lavement ou en suppositoire. Si la céphalalgie est intense, remplacer une dose de quinine par une d'antipyrine (2).

5° Lotions d'eau tiède, coupée d'un quart d'alcool ou de vinaigre, à l'éponge, trois fois par jour, suivies d'un séchage rapide sans friction, avec des serviettes-éponges, puis enveloppement dans une couverture de coton.

(1) Je donne la quinine en deux fois l'après-midi, en deux doses égales, à midi et à 5 heures. La dose de 15 centigrammes, répétée, ce qui fait 30 centigrammes, est un minimum pour des enfants de cinq ans. On augmente de 5 centigrammes par année, et on peut ainsi donner, à dix ans, 50 centigrammes, en deux fois, sans inconvénient. On sait que la maladie est exceptionnelle avant l'âge de cinq ans.

M. le professeur Grancher, qui traite les fièvres typhoïdes par l'emploi systématique de la quinine à doses massives, donne de 1 gramme à 1 gr. 50 dès l'âge de cinq ans. La quinine ainsi donnée procure aux enfants un bien-être qui est tous les jours constaté par les personnes du service hospitalier de M. Grancher. M. A. Robin, partisan aussi de la quinine, mais à doses minimes, lui associe le benzoate de soude pour rendre plus solubles et partant plus faciles à éliminer les déchets de la désassimilation organique. M. Dieulafoy professe que la quinine est inutile et il emploie exclusivement la balnéothérapie froide avec succès d'ailleurs.

(2) Je la donne dans une potion, à la dose de :

    10 centigr. dans la première année.
    20   —   dans la seconde.
    30   —   dans la troisième.
    40   —   dans la quatrième.
    50   —   pour les enfants de cinq ans.

Augmentant de 10 centigrammes par année d'âge, soit le double à peu près de la quinine, en espaçant les prises, quand on élève la dose.

6° Changer le petit malade de chambre (1), matin et soir, et de linge aussi souvent que ce sera nécessaire ; le tenir extrêmement propre et nettoyer, chaque fois qu'il va à la selle, les parties souillées par les évacuations. Nettoyer la bouche et la gorge avec des bains de bouche, irrigations, gargarismes à l'eau boriquée à 4 pour 100. Lui laver souvent le visage et les mains avec de l'eau à la température de la chambre, aromatisée avec de l'eau de Cologne ou du vinaigre de toilette.

7° L'enfant boira peu à la fois, et aussi souvent qu'il voudra, de l'eau rougie, de la limonade, de l'infusion de tilleul-oranger, de la tisane d'orge ou de pommes, etc., et, après les lotions, un peu de thé chaud ou de grog.

III. — *Fièvre typhoïde de moyenne intensité.*

1° Même traitement, en ajoutant aux lotions tièdes trois bains tièdes, graduellement refroidis jusqu'à 30 et 25° (2).

(1) Pour les détails des soins d'hygiène, voir Dr E. Périer : *l'Art de soigner les enfants malades.*

(2) J'ai adopté, dans ma pratique, la balnéation telle qu'elle a été appliquée par M. de Beurmann et M. Hillemand à l'hôpital Trousseau, d'après la méthode de M. Bouchard. Les bains tièdes *progressivement refroidis* sont plus facilement acceptés par les enfants et surtout par l'entourage, avec qui il faut compter.

Dès que l'enfant a une température élevée à 39° par exemple et que le diagnostic n'est pas douteux, je donne un premier bain à 37° et j'abaisse d'un degré la température toutes les cinq minutes en ajoutant de l'eau froide ; au bout d'une demi-heure, le bain n'est plus qu'à 30° environ. Ce bain a une durée d'une demi-

2° Pendant l'agitation, la céphalalgie, donner, dans une tasse de tilleul, une cuillerée à café, à dessert ou à soupe, suivant l'âge, de sirop de chloral, par gorgées jusqu'au calme.

IV. — *Fièvre typhoïde grave.*

1° Même traitement, en augmentant les bains, qui seront donnés toutes les trois heures, jour et nuit, et en abaissant leur température jusqu'à 20° progressivement; le bain froid aura cinq minutes de durée et sera accompagné d'affusions froides sur la tête et de frictions sous l'eau (1).

heure; c'est assez, surtout si l'on doit recommencer trois fois par vingt-quatre heures.

Cadet de Gassicourt est partisan des bains tièdes, et il les donne à 33°, une ou deux fois par jour.

Pour le *modus faciendi*, il est bon d'avoir dans la chambre même de l'enfant la baignoire toute prête, de la couvrir d'un drap sur lequel on place l'enfant, que l'on glisse ainsi dans le bain sans qu'il ait pu s'en apercevoir.

(1) D'Espine et Picot préfèrent toujours, comme traitement habituel de la fièvre typhoïde, les applications hydropathiques.

Dieulafoy est grand partisan des bains froids, qu'il applique systématiquement à tout malade atteint de fièvre typhoïde. « On perd, dit-il, *un temps précieux* à donner la quinine ou autres médicaments et l'on ne se décide que trop tard à plonger le malade dans l'eau froide. L'efficacité des bains froids est d'autant plus active qu'ils sont donnés à une époque plus rapprochée du début de la maladie; cette assertion me paraît indiscutable, car je l'ai bien souvent vérifiée » (*Manuel de Pathologie interne*, t. III, p. 279, 7e édition). Chez les enfants, les bains froids ne me paraissent pas devoir être employés de la même façon que chez l'adulte. Je n'oserais pas laisser un enfant douze à quinze minutes dans un bain à 20°; j'aurais peur du collapsus. Je ne comprends,

Si l'agitation est forte, donner la potion suivante par cuillerée à dessert ou à soupe, d'heure en heure :

℞ Hydrate de chloral....... 40 centigr. à 1 gramme.
Teinture de musc......... XX à XXV gouttes.
Sirop de fleur d'oranger.. 30 grammes.
Eau de tilleul........... 90 —.

2° Vessie de glace sur la tête.

V. — *Fièvre typhoïde adynamique.*

1° Même traitement que pour la forme grave, en ajoutant une affusion froide sur la tête après chaque bain.

2° Potion par cuillerée à dessert ou à soupe, d'heure en heure :

℞ Liqueur d'Hoffmann... ⎱ aa X à XV gouttes.
Teinture de cannelle... ⎰
Vin de Malaga.................. 30 grammes.
Sirop de menthe.............. 25 —
Eau de tilleul................. 90 —

3° Insister sur les grogs, le champagne coupé d'eau et donner le lait et le bouillon dans l'intervalle.

VI. — *Fièvre typhoïde avec hypotension cardio-vasculaire.*

(Pouls faible, menace de collapsus.)

jusqu'à ce jour, le bain froid chez l'enfant que *très court :* une immersion de deux à cinq minutes. En résumé, chez les enfants, il me paraît qu'on a le choix, suivant les cas, entre le bain tiède prolongé ou le bain froid très court.

1º Même traitement que pour IV.

2º Donner, en outre, la potion 2 de V.

3º En cas de nécessité urgente, faire une demi-injection sous-cutanée de la solution :

℞ Caféine.................. 2 grammes.
Benzoate de soude....... 3 —
Eau distillée............ Q. s. pour faire 10 c. cubes.

Ou encore injection sous-cutanée de cinq à dix gouttes d'éther.

VII. — *Fièvre typhoïde légère, moyenne ou grave, avec complications pulmonaires.*

(Bronchite, congestion, broncho-pneumonie.)

1° Continuer le traitement, mais suspendre les bains froids (1), mal acceptés en ville dans ces conditions, et envelopper le thorax dans une compresse de tarlatane humide, recouverte d'ouate et de taffetas gommé.

2° Appliquer matin et soir des ventouses sèches, des cataplasmes sinapisés, etc., suivant la nature et le caractère des accidents ; en un mot, faire le traitement des affections secondaires.

VIII. — *Fièvre typhoïde pendant la période de convalescence.*

1° Diminuer le nombre des bains à mesure que la température se rapproche de la normale.

(1) Voir *Broncho-pneumonie.*

2º Quand on est définitivement à 37º, ajouter, au lait et au bouillon, les potages légers, laits de poule, œufs, mie de pain, la pulpe de viande crue bien dépouillée de ses fibres, tendons, graisses, puis la côtelette, le poulet, le poisson, la cervelle, les purées, les légumes verts, etc.

3º Si la convalescence traîne, donner deux fois par jour, avant les aliments, dans un peu d'eau, une cuillerée à dessert de :

℞ Vin de gentiane................ ⎫ ãã 150 grammes.
   Vin de quinquina.............. ⎬
   Extrait hydro-alcoolique de kola.   5   —

4º La campagne, quand la convalescence est bien établie.

IX. — *Fièvre typhoïde se compliquant d'hémorragie intestinale.* (Rare chez les enfants.)

1º Repos absolu, cesser les bains.
2º Toutes les heures, une des pilules :

℞ Extrait thébaïque....................... 5 centigr.

en 20 pilules (enfants au-dessus de cinq ans).

3º Toutes les deux heures, deux à trois gouttes de

℞ Perchlorure de fer................ 20 grammes.

dans un peu d'eau.

4º Compresses mouillées, glacées par le stypage, cataplasmes de glace sur le ventre, vessie de glace pilée suspendue au-dessus du ventre, pour ne pas peser sur lui.

X. — *Fièvre typhoïde s'accompagnant d'eschares ou d'abcès.*

1º Laver les eschares à l'eau boriquée à 4 pour 100 et les panser avec iodoforme ou salol.

2º Ouvrir les abcès, les drainer, les irriguer à l'eau boriquée et les panser comme dans les cas ordinaires.

XI. — *Prophylaxie de la fièvre typhoïde.*

1º Les déjections du petit malade, qui contiennent le bacille d'Eberth, sont désinfectées en ayant toujours dans le bassin de la solution de sulfate de cuivre à 5 pour 100.

2º Les linges mouillés seront trempés pendant deux heures dans une solution de sublimé à 1 pour 1000 avant d'être envoyés au lessivage.

3º La même solution de sublimé, étendue de moitié d'eau chaude, sera employée pour le lavage des mains du médecin, des gardes et généralement de toutes les personnes qui viendront à toucher le malade.

4º On n'emploiera que de l'eau bouillie pour tous les usages domestiques.

Le lait sera bouilli ou stérilisé (en raison du mouillage possible par les marchands avec de l'eau impure).

5º Les gardes-malades ou parents qui soignent l'enfant ne prendront aucun aliment dans la chambre du petit malade, et ils auront la précaution de se laver soigneusement les mains au savon et de les désinfecter avec la solution de sublimé, comme il a été dit plus haut.

6° La désinfection des vêtements, de la literie et de la chambre du malade est de rigueur aussitôt que le petit malade les a quittés (1).

(1) Pour la désinfection aussi bien que pour les soins que comporte la convalescence, voyez mon volume : *l'Art de soigner les enfants malades*.

Gale.

I. — *Première enfance*

1° Commencer par soigner les éruptions produites par le grattage (eczéma enflammé, dermite pustuleuse, furoncle, ecthyma, lymphangite, abcès), s'il y en a : cataplasmes de fécule, à l'eau boriquée; bains d'amidon boriqués.

2° Donner tous les soirs un bain savonneux dans lequel l'enfant sera frotté avec douceur.

3° Faire ensuite une onction avec la pommade :

℞ Huile de camomille camphrée....... 100 grammes.
 Baume styrax liquide............... 20 —

4° Le matin, donner un bain d'amidon très court et poudrer avec de l'amidon.

II. — *Seconde enfance.*

1° Savonnage minutieux de tout le corps, dans un bain simple.

2° Frictions énergiques avec la pommade :

℞ Carbonate de potasse............... 10 grammes.
 Soufre............................. 20 —
 Glycérine.......................... 200 —
 Essence de menthe.................. 4 —

Chez les enfants grands et les adolescents on pourra employer la pommade d'Helmerich.

3° Le lendemain matin, bain d'amidon, puis glycérolé d'amidon et poudre d'amidon sur la peau.

4° Vêtements et linge de corps nouveaux.

5° Les jours suivants, bains d'amidon, onctions de
glycérolé d'amidon et poudre d'amidon.

6° Désinfection à l'étuve de tous les vêtements, couvertures et de la literie.

Gangrène de la vulve.

1° Limiter la gangrène par le galvano ou le thermo-cautère.

2° Lotions avec la solution suivante, étendue de moitié d'eau chaude :

℞ Acide phénique...................... } āā 20 grammes.
   Salol ....
   Alcool.............................. 100 —
   Eau................................. Q. s. pour 1 litre.

et de l'ouate hydrophile aseptique.

3° Panser avec la poudre suivante :

℞ Poudre de charbon............ } āā 30 grammes.
   Poudre d'iodoforme............

4° Entre les lèvres, placer une compresse de tarla-tane en plusieurs doubles, imbibée de liqueur de Van Swieten ou recouverte des deux côtés de la pommade :

℞ Salol............................... 4 grammes.
   Vaseline............................. 30 —

5° Traitement général tonique et reconstituant à base de vin généreux : champagne, malaga, quinquina.

6° Alimentation réparatrice, pulpe et jus de viande, lait, œufs, etc.

Gastrite ulcéreuse, ou ulcère de l'estomac.

I. — *Gastrite ulcéreuse en dehors des hémorragies.*

1° Donner toutes les deux heures un des paquets suivants :

℞ Bicarbonate de soude.............. 1 gramme.

dans une cuillerée de lait sucré.

2° Donner aussitôt après 100 à 150 grammes de lait (1), auquel on ajoutera une cuillerée à cafe de sucre de lait.

3° S'il y a constipation, ajouter au lait, une ou deux fois par jour, une cuillerée à café de manne.

4° S'il y a diarrhée, ajouter une cuillerée à café d'eau de chaux.

5° Contre la douleur, une cuillerée à dessert de la potion suivante, au moment de la crise :

℞ Eau chloroformée saturée........... 30 grammes.
Sirop de morphine.................. 10 —
Sirop de fleur d'oranger........... 20 —
Eau de tilleul..................... 60 —

(1) M. Debove a montré que le *repos de l'organe* était la condition nécessaire à sa guérison ; ceci justifie le régime lacté ; il donne, par surcroît, de la lactose et des poudres de viande qui n'exigent pas une grande activité motrice de l'estomac et n'irritent pas l'ulcère par leur contact.

Il neutralise l'acide du suc gastrique, qui irrite l'ulcère, en donnant *larga manu* le bicarbonate de soude, empêchant ainsi l'auto-digestion (Voir Debove et Remond, *Traité des maladies de l'estomac*).

6° Si le malade va s'améliorant, ajouter au lait de la poudre de viande, des potages à la fécule, un jaune d'œuf dans le potage ou sous forme de lait de poule, des crèmes, puis la pulpe de viande crue, puis les viandes tendres, cuites et hachées, et au besoin tamisées pour enlever toute fibre aponévrotique ou graisse : poulet, veau, poisson léger à chair blanche, mouton, bœuf et enfin le pain et les légumes bien cuits, écrasés et passés.

7° Aucun acide, ni beaucoup de sel, ni aucune épice.

8° Frictions sèches sur les membres tous les jours.

9° L'enfant sera laissé au repos relatif, tout en vivant au grand air le plus possible, et, quand il ira s'améliorant, il fera de l'exercice et rentrera insensiblement dans la vie commune.

II. — *Gastrite ulcéreuse avec hématémèses.*

1° Dès que le petit malade rendra du sang, il sera mis au repos absolu au lit.

2° Donner toutes les deux heures, dans un peu d'eau glacée, deux gouttes de perchlorure de fer.

3° Appliquer une vessie de glace sur la région de l'estomac.

4° Au besoin, injection sous-cutanée de deux à cinq gouttes de solution d'ergotine.

5° Donner, contre la soif et l'hémorragie, quelques morceaux de glace jusqu'à cessation des vomissements de sang.

6° Sustenter alors l'enfant avec le lavement suivant,

qui sera donné sans secousse et répété toutes les deux
ou trois heures :

> ℞ Peptone sèche...................... 10 grammes.
> Jaune d'œuf........................ N° 1.
> Lait................. .... 60 à 100 grammes.

7° Les vomissements de sang passés, redonner du
lait glacé, une cuillerée à soupe d'abord, puis davantage et graduellement, de plus en plus, jusqu'au retour
insensible au régime indiqué pour I.

Grippe ou influenza.

I. — *Forme bronchique.*

1° Garder l'enfant au lit dans une chambre aérée et spacieuse, chauffée avec un feu de bois. Bottes d'ouate et taffetas gommé.

2° Donner un vomitif à la fois contre la bronchite et l'embarras d'estomac :

℞ Poudre d'ipéca............. 30 centigr. à 1 gramme.
  Siróp d'ipéca............. 30 grammes.

Cuillerée à café de dix en dix minutes jusqu'à effet.

3° Potion par cuillerée à dessert de deux en deux heures :

℞ Alcoolature de racines d'aconit.. V à X gouttes.
  Benzoate de soude.............. 1 à 3 grammes.
  Sirop de lactucarium.......... 5 à 10 —
  Sirop de fleur d'oranger........ 20 —
  Julep gommeux................ 120 —

4° S'il y a beaucoup de fièvre (39° et plus), matin et soir, un suppositoire s. l. f. :

℞ Chlorhydro-sulfate de quinine... 15 à 30 centigr.
  Beurre de cacao................ 2 grammes.

5° Matin et soir, cataplasmes sinapisés sur la poitrine, en avant et en arrière, et au besoin ventouses sèches.

6° Entre la potion, donner, de deux en deux heures,

une petite tasse de lait pur ou coupé d'infusion pectorale.

7° Assurer l'asepsie buccale, pharyngienne, nasale par des irrigations d'eau boriquée chaude à saturation, et les garde-robes par des lavements quotidiens simples ou glycérinés, qui seront donnés avant introduction du suppositoire.

II. — *Forme gastrique.*

1° Soins généraux comme pour I.

2° Contre les vomissements, potion de Rivière : petits morceaux de glace trempés dans du jus d'orange ou de citron ; eau de Seltz, champagne pur ou coupé d'eau de Vals, Saint-Jean.

3° Avant chaque petit repas, donner, dans un peu d'eau sucrée, un des cachets ou paquets suivants :

℞ Benzo-naphtol..................... ⟩ āā 10 à 20 centigr.
Benzoate de bismuth............... ⟨

4° Contre la diarrhée, potion par cuillerée à dessert ou à soupe de deux en deux heures :

℞ Benzoate de bismuth............... ⟩ āā 1 à 3 grammes.
Salicylate de bismuth............... ⟨
Sirop de menthe..................... ⟩ āā   15   —
Sirop de fleur d'oranger............. ⟨
Julep gommeux.....................   120   —

5° Pendant la convalescence, donner avant les repas, dans un peu d'eau ou de bière de malt, cinq à dix gouttes du mélange :

℞ Teinture de noix vomique.......... 1 gramme.
Teinture de gentiane............... ⎫
Teinture de kola................... ⎭ āā 10 grammes.

III. — *Forme nerveuse.*

1° Soins généraux comme pour I.

2° Contre la céphalalgie, potion par cuillerée à des-sert d'heure en heure :

℞ Antipyrine .... 30 centigr. à 1 gramme.
Sirop de fleur d'oranger..   30 grammes.
Julep gommeux..........   120   —

3° S'il y a prostration, la potion suivante de la même façon :

℞ Vin de Malaga............... 20 à 40 grammes.
Sirop d'écorce d'orange amère.   30   —
Julep gommeux...............   120   —
Teinture de kola.............   V à X gouttes.

IV. — *Grippe s'accompagnant d'angine* (1).

1° Traitement comme pour I.

2° Faire gargariser toutes les heures ou donner toutes les deux heures une irrigation chaude à l'eau boriquée saturée ou à l'eau phéniquée ou salicylée au millième.

3° Badigeonnages, de deux en deux heures, avec le collutoire :

____

(1) Il est très important, dans la grippe, de maintenir la gorge aseptique pour éviter la broncho-pneumonie.

℞ Acide salicylique...................... 60 centigr.
  Alcool............................... 20 grammes.
  Glycérine............................ 30   —
  Infusion d'eucalyptus................ 50   —

Ou avec :

℞ Acide phénique..................... 1 à 5 grammes.
  Glycérine........................... 30   —

V. — *Grippe se compliquant de poussées congestives.*
(Voir *Bronchite avec poussées congestives.*)

VI. — *Grippe se compliquant de broncho-pneumonie*
(Voir *Broncho-pneumonie.*)

VII. — *Grippe se compliquant de méningite, pleurésie,*
néphrite. (Voir ces mots.)

Hémiplégie spasmodique infantile (1).

A. *Début* (ordinairement par convulsions). — 1° Faire des inhalations de chloroforme dès le début de la convulsion éclamptique.

2° Administrer un bain tiède de 25° à 30°, de dix à vingt minutes de durée.

3° Potion, lavement, etc., comme pour les convulsions (Voir ce mot).

B. *Période d'état.* — 1° Si on ne trouve pas la cause prochaine dans un traumatisme ou une maladie infectieuse, dès qu'on soupçonne la syphilis, donner deux fois par jour une cuillerée à café de :

℞ Iodure de potassium............. 3 à 6 grammes.
Sirop de gentiane................ 200 —

2° Contre la paralysie manifeste, recourir de bonne heure, avec précaution, à l'électrisation galvanique ou faradique.

3° Contre la déformation : orthopédie, gymnastique passive des muscles affaiblis ou paralysés.

(1) Aboutissant clinique de toutes les lésions qui, dans les premières années de la vie, détruisent une partie soit des circonvolutions cérébrales, soit de la substance blanche, soit des noyaux centraux : hémorragie, ramollissement, plaques jaunes, kystes, scléroses cérébrales et méningo-encéphalites chroniques, ce syndrome est caractérisé par une hémiplégie congénitale ou précoce s'accompagnant de troubles trophiques, de troubles du mouvement (variant de la simple exagération des réflexes à des crises d'épilepsie) et aussi quelquefois de troubles de l'intelligence.

4º Intervention chirurgicale soit pour corriger la déformation, soit pour pratiquer la trépanation du crâne s'il y a lieu.

5º Ne pas oublier que l'état intellectuel de ces enfants peut comporter une éducation spéciale.

Hystérie.

I. — *Hystérie naissante avec anémie.*

1° Chaque matin, *tub* froid, suivi d'une friction sèche. De temps en temps, s'il s'agit d'une petite fille déjà grande, de dix à douze ans, douches froides de cinq à dix secondes, à jet brisé, sur tout le corps.

2° Au commencement du repas, donner, dans un petit verre de malt, cinq à dix gouttes de la mixture :

℞ Liqueur de Fowler.................. 10 grammes.
   Teinture de mars tartarisée........... 20   —

3° Aux repas, eau ferrugineuse.

4° Alimentation réparatrice à base de laitage, œufs, poisson, viandes rôties.

5° Vie à la campagne, exercice physique, pas de surmenage intellectuel, et isolement loin de la famille, si les parents sont des nerveux et que l'état de l'enfant paraisse s'aggraver.

II. — *Hystérie avec phénomènes d'excitation.*

1° Drap mouillé, le matin ; bain tiède, prolongé ; bain de tilleul, le soir.

2° Calmer les crises avec une demi-cuillerée à café de valérianate d'ammoniaque dans un peu d'eau sucrée, deux fois par jour.

Ou en donnant matin et soir une des pilules :

℞ Valérianate de zinc............... 20 à 30 centigr.
  Extrait de belladone....,............... 30   —

Divisez en 30 pilules.

3° S'il existe de l'anorexie invincible, des spasmes toniques, etc., et que le milieu ne se prête pas à favoriser la guérison, isoler l'enfant dans une maison de santé, où il pourra être nourri à la sonde, si besoin est, et où il aura des douches convenablement données, ainsi que des séances d'électrothérapie statique s'il en a besoin.

4° Eaux minérales, comme pour III.

III. — *Hystérie avec crises épileptiformes.*

1° Moyens d'hygiène comme pour I.

2° Donner à un enfant de huit à douze ans la préparation suivante :

℞ Bromure de potassium........ ⎫
  Bromure de sodium............. ⎬ āā 10 grammes.
  Bromure d'ammonium............ ⎭
  Sirop de gentiane................ 150   —

Une cuillerée à café dans un peu d'eau avant les repas, pendant une semaine, puis une cuillerée à café aux deux repas, pendant une semaine, puis une cuillerée à café aux trois repas, pendant une troisième semaine, puis redescendre et suivre cette gamme : 1, 2, 3... 3, 2, 1 aussi longtemps que cela sera nécessaire.

3° Eaux de Bagnères-de-Bigorre, Néris, Ragatz, Royat, Lamalou.

Ictère.

I. — *Ictère chez le nouveau-né.*

1° Assurer l'allaitement dans des conditions favorables : le sein de la mère ou d'une bonne nourrice.

2° Donner, avant ou après chaque tétée, une cuillerée à café de la potion :

℞ Bicarbonate de soude................ 2 grammes.
   Eau de chaux....................... 10   —
   Sirop de fleur d'oranger........... 30   —
   Eau de tilleul..................... 80   —

3° Bain tiède tous les jours, de cinq à dix minutes de durée.

4° Frictions sur la région du foie avec huile de camomille camphrée, chaude.

II. — *Ictère dans la seconde enfance.*

1° Donner dès les premiers symptômes (jaunisse, décoloration des selles, teinte foncée des urines, etc.), une purgation :

℞ Calomel........................ ⎫ āā 20 à 50 centigr.
   Scammonée .... ⎭

Ou limonade purgative au citrate de magnésie (20 à 40 grammes), par cuillerée à soupe, de dix en dix minutes, et non en une fois, pour éviter qu'elle soit vomie ; on la renouvellera aussi souvent que cela sera nécessaire.

En plus de cette purgation, on donnera, tous les matins, une des pilules ou un des paquets suivants :

℞ Calomel......................... 20 centigr.

en 20 paquets ou en 20 petites pilules.

2° Eaux de Vichy, de Vals, un quart à une demi-bouteille par jour (suivant l'âge et la soif).

3° Grand lavement d'eau bouillie, froide, matin et soir, et grand bain alcalin tous les deux jours.

4° Lait, une tasse toutes les deux heures.

5° Peu à peu, fruits cuits, potages, œufs, purées, etc., et revenir à l'alimentation ordinaire insensiblement.

6° Saison à Vichy, Vals, Pougues.

Impétigo.

I. — *Enfant au sein.*

1° Faire, matin et soir, des lotions ou mieux des pulvérisations d'eau d'amidon chaude, dans la période aiguë ; plus tard, de feuilles de noyer, quand arrive la période de déclin.

2° Recouvrir les parties malades de toile caoutchoutée, de gutta-percha ou de taffetas gommé, disposés en masque pour le visage, en compresses ou manchons pour les membres. La toile caoutchoutée sera, à l'intérieur, doublée de fine tarlatane ou de lin (1).

3° Quand l'inflammation a cessé et que les croûtes se détachent, badigeonner les plaies avec la pommade :

℞ Acide borique...................... } āā 4 grammes.
Oxyde de zinc......................
Vaseline blanche...................... 40   —

4° Quand la région devient sèche, diminuer progressivement l'étendue de l'emmaillotement et saupoudrer les parties laissées à découvert avec :

℞ Talc............................... 60 grammes.
Sous-nitrate de bismuth.... 10   —

5° Régler l'enfant à ne prendre le sein que toutes les deux heures, puis toutes les trois heures.

(1) Je prescris la toile caoutchoutée, doublée de lin ou de tarlatane fine, afin d'éviter les irritations produites par l'hydrogène sulfuré du caoutchouc vulcanisé.

6° S'il est constipé, lavement simple tous les jours et une pincée de magnésie anglaise dans un peu d'eau sucrée tous les deux jours.

7° Contre la diarrhée, donner une potion au bismuth (Voir *Diarrhée*).

8° S'il y a de la dyspepsie, au milieu de chaque tétée, donner une cuillerée à café ou à dessert d'eau de Vals, Saint-Jean.

9° La nourrice sera surveillée au point de vue des boissons alcooliques. Pas de vin, ni de café, ni de thé; encore moins de liqueurs, mais seulement de la bière légère et de l'infusion de houblon.

Pas de salaisons, d'épices, d'aliments de haut goût, de charcuterie, etc.

10° L'enfant et la nourrice sortiront tous les jours et vivront au grand air le plus possible. L'un et l'autre devront toujours être d'une propreté méticuleuse.

11° Éviter les auto-inoculations en empêchant l'enfant de se gratter. Empêcher aussi les rapports de l'enfant atteint d'impétigo avec d'autres enfants.

II. — *Seconde enfance.*

1° Faire tomber les croûtes au moyen de compresses de tarlatane à beurre, en huits doubles, trempées dans de l'eau boriquée, saturée, recouvertes de taffetas gommé.

2° Nettoyer ainsi la peau et laver à l'eau boriquée tiède toutes les parties détergées.

3° Après la chute des croûtes, on fera, matin et soir,

un badigeonnage léger à l'aide d'un pinceau et de la pommade :

℞ Acide borique...................... 10 grammes.
Glycérolé d'amidon............... 100 —

4° A la fin, je fais faire (à l'exemple de Sevestre) des onctions avec :

℞ Oxyde de zinc.......... ....)
Précipité blanc....... .... { āā 2 grammes.
Vaseline........................... 30 —

5° Donner une ou deux fois par semaine, avant le dîner, une cuillerée à café de la poudre suivante dans un peu d'eau :

℞ Soufre sublimé................)
Crème de tartre................ } āā 20 grammes.
Magnésie ....)
Essence d'anis....................... 1 gramme.

6° Le matin, une cuillerée à soupe d'huile de foie de morue et de sirop de raifort iodé, mélangés ensemble dans le même verre.

7° A midi, sirop d'iodure de fer, une cuillerée à dessert ou à soupe, alterné avec la même quantité de sirop iodo-tannique.

8° Pendant le repas de midi, un granule d'arséniate de fer à 1 milligramme.

9° Eaux sulfureuses: Luchon, Cauterets, Uriage, Saint-Gervais; eaux chlorurées sodiques de Salies, Salins.

III. — *Impétigo du cuir chevelu.*

1º Couper les cheveux ras.

2º Onctions d'huile d'amande douce sur les croûtes le soir.

3º Compresses de tarlatane fine, trempées dans de l'eau d'amidon et recouvertes de vaseline boriquée pour faire tomber les croûtes.

4º Après la chute des croûtes, traitement comme pour I et II.

IV. — *Impétigo rebelle.*

1º Ajouter au traitement indiqué pour I et II l'application de la pommade de Besnier :

℞ Acide borique......................	1 gramme.
Onguent de Vigo	5 grammes.
Vaseline..........................	30 —

Que l'on étalera sur un linge fin et que l'on appliquera à la façon d'un emplâtre.

2º Ou à la pommade de Vidal :

℞ Oxyde jaune d'hydrargyre...........	50 centigr.
Huile de cade....................	1 gramme.
Cérat sans eau...................	20 grammes.

Ou bien appliquer sur les plaques de vésico-pustules l'emplâtre rouge de Vidal :

℞ Cinabre..........................	1 gr. 50.
Minium...........................	2 gr. 50.
Emplâtre diachylum................	20 grammes.

3° Enfin (1), modifier les surfaces impétigineuses à l'aide d'un badigeonnage avec la solution :

℞ Nitrate d'argent....................... 1 gramme.
   Eau distillée........................ 30 grammes.

4° Ouvrir les pustules avec une épingle flambée, badigeonner les surfaces malades, puis panser avec la pommade indiquée à 3° de I.

5° Eaux minérales comme 9° de II.

(1) Brocq.

Incontinence essentielle d'urine (atonie vraie du sphincter vésical).

1° Donner le soir à l'enfant un peu de café ou de thé et le laisser boire très peu.

2° Faire coucher l'enfant sur un lit dur.

3° Le réveiller toutes les deux ou trois heures et le mettre sur le vase.

4° Hydrothérapie froide, bains de siège, tub froid le matin.

5° Électricité à courants continus, un pôle sur un périnée ou l'hypogastre, l'autre dans le rectum ou le vagin, ou même dans l'urèthre avec un rhéophore spécial allant jusqu'au sphincter.

6° Avant les deux repas principaux, donner, dans un peu d'eau, six à dix gouttes du mélange :

℞ Liqueur de Fowler................ ⎫
   Teinture de noix vomique........ ⎬ ãã 5 grammes.
   Teinture de belladone............ ⎭
   Teinture de mars tartarisée.......... 15   —

Indigestion (1).

1° Donner dès que possible :

℞ Poudre d'ipéca............ 30 centigr. à 1 gramme.
Sirop d'ipéca.... .... 30 grammes.

Cuillerée à café de cinq en cinq minutes jusqu'à effet aux petits, cuillerée à dessert aux grands.

Titiller la luette.

2° Si on est appelé trois ou quatre heures après le repas :

Infusion de thé et cataplasme, lavement selon la formule :

℞ Infusion de follicules de séné... 4 à 10 grammes.
Eau.................................... 200   —

Ajouter :

Sulfate de soude................... 10 à 15 grammes.
Miel de mercuriale........ 50   —

F. s. a.

3° Le lendemain :

℞ Huile de ricin...............⎱ āā 10 à 20 grammes.
Sirop d'orgeat..............⎰

4° Pendant plusieurs jours, donner avant les repas principaux :

℞ Benzo-naphtol.................. ⎱ āā 10 à 20 centigr.
Benzoate de soude........... ⎰

(1) Je sépare l'indigestion, ou *dyspepsie aiguë*, de la *dyspepsie* parce qu'elle est plutôt un accident qu'une maladie. Au mot *Dyspepsie* on trouvera l'indigestion la plus ordinaire du nouveau-né.

Pour un paquet; en donner dans un peu d'eau ou en un cachet.

5° Redresser le régime si l'indigestion se répète et si l'enfant tend à devenir dyspeptique.

Insomnie.

I. — *Insomnie chez le nouveau-né.*

1° Démailloter l'enfant et vérifier s'il n'a rien qui l'agace et le tienne éveillé (1), s'il n'a pas trop chaud, s'il n'est pas trop serré, etc.

2° Donner le soir, avant la dernière tétée, un bain de tilleul et un lavement simple.

3° Faire des onctions, chaque soir (2), sur la région temporale, avec une boulette d'ouate imprégnée du mélange suivant :

> Extrait de belladone............... }
> Laudanum de Sydenham............ } $\overline{aa}$ 5 grammes.

Et recouvrir de taffetas gommé la partie ainsi frictionnée.

4° Régler soigneusement les tétées de l'enfant et surveiller le régime de la nourrice, qui sera rationnée pour

(1) On a trouvé ainsi des enfants dont le bras était tourné sous le dos, le pied replié sur la jambe, la peau prise dans une épingle, etc. J'en ai vu un qui avait au talon une brûlure profonde, soigneusement dissimulée par la nourrice. Et combien qui étaient tenus éveillés par de fréquentes agressions parasitaires, le contact de l'urine avec des érosions cutanées, une fausse position, etc.

(2) Un enfant qui ne dort pas est un enfant menacé. S'il a la fièvre, c'est qu'il va avoir une maladie aiguë, une fièvre éruptive ou autre. S'il maigrit, on craindra la méningite ; mais le plus souvent, l'insomnie trouve sa cause dans une mauvaise direction du régime alimentaire, un repas du soir trop copieux :

« De trop bon souper, mauvaise nuit. »

les spiritueux, privée de café, de thé et de tous les aliments excitants.

5° Si l'insomnie devient persistante, donner avant le coucher une dose de bromure de potassium proportionnée à l'âge :

Jusqu'à trois mois...................... 10 centigr.
De trois à six mois.................. 20   —
De six mois à un an.................... 40   —
D'un à deux ans....................... 1 gramme.

Dans un peu d'eau de fleur d'oranger sucrée.

II. — *Insomnie apyrétique.*
(Seconde enfance.)

1° Donner avant le dîner un bain de tilleul de quinze à vingt minutes de durée et un lavement simple.

2° Ne donner le soir qu'un potage, dans lequel l'enfant prendra le paquet suivant :

♃ Bromure de potassium............ 1 à 2 grammes.

De deux à six ans.

3° La nuit, à chaque réveil, donner une cuillerée à dessert de la potion suivante :

♃ Sirop de codéine..................⎫
  Sirop de chloral...................⎬ āā 10 grammes.
  Sirop de fleur d'oranger..........⎭
  Eau de tilleul....................   90   —

4° Repas réguliers ; diminuer les leçons et augmenter les promenades.

III. — *Insomnie avec terreurs nocturnes.*
(Seconde enfance.)

1° Prescriptions comme 1°, 2° et 4° de II.

2° A chaque tentative de réveil de l'enfant, lui parler doucement et lui faire prendre une cuillerée à dessert de la potion :

℞ Sirop de belladone........ .. ... ⎫
 Sirop de chloral................. ⎬ āā 10 grammes.
 Sirop de fleur d'oranger.........⎭
 Eau de tilleul...................... 90 —

Invagination intestinale.

(Le gros intestin s'invagine dans la première enfance, l'intestin grêle dans la seconde.)

1° Grands lavements, un toutes les trois heures.

2° Distendre l'intestin progressivement par les injections rectales gazeuzes à l'aide d'une sonde, d'un soufflet ou d'un siphon d'eau de Seltz.

3° Donner un ou plusieurs lavements électriques ; le rectum étant rempli d'eau salée, y introduire, entouré d'une sonde en gomme élastique, le pôle positif de la pile, le négatif étant appliqué sur le ventre. Séances de dix minutes (1).

4° En même temps, lavement composé de :

℞ Laudanum de Sydenham............ I à II gouttes.
   Eau................................... 50 grammes.

5° S'il n'y a pas succès après vingt-quatre heures (2), intervention chirurgicale (laparotomie).

(1) Boudet, de Paris.

(2) Il ne faut jamais désespérer de voir les choses s'arranger d'elles-mêmes. Il y a quelques années, je soignais un enfant de dix-huit mois chez qui J. Simon et Bouilly par le toucher rectal rencontrèrent, comme moi, le boudin invaginé. L'intervention chirurgicale, décidée en principe, fut ajournée au lendemain ; mais dans la nuit il y eut, après un lavement simple, une garde-robe sanglante, puis une garde-robe naturelle le matin, et l'enfant guérit rapidement sans autre médication.

Les Drs D'Espine et Picot, Laboulbène, conseillent d'injecter successivement en lavements la potion de Rivière : le n° 1 et le n° 2 étant injectés, maintenir l'anus hermétiquement fermé ; Bouchard, Senator, Kussmaul, conseillent le lavage de l'estomac.

Irritation cérébrale (1).

1° Isoler le nourrisson à la *nursery* et l'enfant sevré jusqu'à six ou sept ans à la campagne, loin des excitations, du bruit, de la lumière vive, des autres enfants, de la table commune, du salon.

2° La nourrice sera surveillée au point de vue de l'alcool, du thé, du café ; l'enfant sevré ne prendra aucun aliment excitant. Il sera nourri de laitage, d'œufs, de soupes féculentes, de bouillies, de pâtes, de purées de viandes en quantité modérée, de légumes passés, de compotes de fruits, etc., et on lui évitera tous les aliments qui pourraient amener des troubles digestifs.

Comme boisson, de l'eau ou du lait.

3° Régler les repas : le sein toutes les deux heures, puis toutes les trois heures ; après le sevrage, quatre petits repas.

4° Régler les selles au moyen de lavements simples, quotidiens, de petites doses de magnésie, manne, rhubarbe, etc.

5° Bain tiède ou frais, très court, tous les matins, plus chaud et plus long le soir, s'il s'agit d'aider au sommeil.

(1) J. Simon a donné ce nom à un état névropathique caractérisé par une excitabilité constante de l'intelligence, de la sensibilité et de la motilité, sans aucun équilibre, aucune fixité, et en dehors de toutes lésions, de tout mouvement fébrile, susceptible d'expliquer un pareil désordre.

6° Frictions sèches, simples, sur le corps après le bain et poudre d'amidon.

7° Donner le soir, pendant trois jours, dans un peu d'eau, une dose de bromure de potassium, proportionnée à l'âge ; suspendre trois jours et recommencer.

8° Envoyer l'enfant à Bagnères-de-Bigorres.

Laryngites.

I. — *Laryngite aiguë simple catarrhale.*

1° Coucher l'enfant et lui envelopper les pieds d'ouate et de taffetas gommé.

2° Appliquer, au-devant du cou, un cataplasme sinapisé.

3° Donner un vomitif :

℞ Poudre d'ipéca................ 30 centigr. à 1 gramme.
Sirop d'ipéca.................. 30 grammes.

Par cuillerée à café de dix en dix minutes jusqu'à effet.

4° Pulvérisations chaudes dans la gorge toutes les deux heures avec une infusion de feuilles d'eucalyptus et de coca, 15 grammes de chaque pour un litre d'eau.

5° Potion par cuillerée à café ou à dessert, d'heure en heure :

℞ Alcoolature de racines d'aconit... V à X gouttes.
Benzoate de soude.............. 2 à 4 grammes.
Eau de laurier-cerise............. 10 —
Sirop de codéine......... .... 5 à 10 —
Sirop de fleur d'oranger........... 20 —
Eau gommeuse................... 120 —

6° Boissons chaudes, lait chaud, coupé de tisane de mauve et sucré avec une cuillerée à dessert de sirop de tolu, de deux en deux heures.

7° Lavement tous les jours.

II. — *Laryngite striduleuse* (faux croup).

1° Combattre le spasme au moyen d'une compresse ou d'une éponge imbibée d'eau chaude, et exprimée, qui est appliquée en avant du cou. Dans des cas exceptionnels, dilatation de la glotte (1) (C. Paul), intubation, trachéotomie.

2° Donner un vomitif comme pour I.

3° Pendant l'accès, potion de demi-heure en demi-heure (par cuillerée à café pour enfants d'un à deux ans, à dessert pour enfants plus âgés) :

℞ Teinture de belladone........... }
   Chloroforme..................... } ā̄ X gouttes.
   Alcoolature de racines d'aconit....)
   Sirop de tolu.................... 20 grammes.
   Eau distillée de laurier-cerise..... 5 —
   Eau de tilleul................... 95 —

4° Après l'accès, potion et soins comme pour I.

III. — *Laryngite diphtérique*. (Voir *Croup*.)

IV. — *Laryngite tuberculeuse*.

1° Pulvérisation avec le mélange indiqué pour I, auquel on ajoute 1 p. 500 d'acide phénique.

2° Attouchements avec :

℞ Menthol......................... }
   Camphre......................... } ā̄ 2 grammes.

(1) Avec une pince à polypes, recourbée, ou un dilatateur de trousse à trachéotomie, aseptisé.

Triturez et ajoutez :

    Huile d'amande douce..... ....   50 grammes.

3° Traitement hygiénique et médicamenteux de la tuberculose.

V. — *Laryngite syphilitique.*

Traitement spécifique de la syphilis. (Voyez ce mot).

Lithiase biliaire.

I. — *Crise de colique hépatique.*

1° Donner un grand bain prolongé pendant une demi-heure.

2° Appliquer sur la région douloureuse :

a) Un grand cataplasme, bien chaud, arrosé du liniment suivant :

℞ Essence de térébenthine......... } ā̄ā 10 grammes.
  Chloroforme..................... }
  Laudanum........................   20   —
  Baume tranquille................   100   —

Ou :

b) Une compresse de flanelle trempée dans de l'eau chaude, bien exprimée ensuite et arrosée de dix à vingt gouttes de chloroforme. On recouvre la compresse d'un morceau de taffetas gommé.

3° Potion de demi-heure en demi-heure, par cuillerée à dessert :

℞ Antipyrine............... 50 centigr. à 1 gramme.
  Eau chloroformée, saturée....... 30 grammes.
  Eau de tilleul..................   90   —
  Sirop d'éther...................)
  Sirop de belladone............. .. } ā̄ā 10   —
  Sirop de fleur d'oranger........)

Enfant de six à quinze ans.

4° Si la potion est vomie, faire inhaler, sur un mou-

choir plié, quelques gouttes d'éther, de chloroforme, ou
donner le lavement :

℞ Hydrate de chloral........ 30 centigr. à 1 gramme.
Laudanum de Sydenham......... I à IV gouttes.
Eau distillée...................... 30 grammes.

5° Si ces moyens-là échouent, injection sous-cutanée
(pour un enfant au-dessus de cinq ans) de cinq à dix
gouttes de la solution suivante :

℞ Chlorhydrate de morphine .... 5 centigr.
Eau distillée........................ 10 grammes.

Avec les précautions usuelles.

6° Toutes les heures, une petite tasse de lait, additionnée d'une cuillerée à dessert ou à soupe d'huile ou
de glycérine.

7° La colique un peu atténuée, on donnera le lavement suivant :

℞ Infusion de follicules de séné.. 5 à 10 grammes.
Eau.............................. 150 à 200 —

Ajouter :

Sulfate de soude................ 10 grammes.
Miel de mercuriale............. 40 . —

8° Le lendemain matin :

℞ Huile de ricin.......... .... 10 à 30 grammes.

Et un lavement simple pour déterminer la garde-robe,
qui sera tamisée en vue de découvrir le calcul.

II. — *Lithiase biliaire en dehors des crises.*

1° Soustraire l'enfant à la sédentarité scolaire et le

faire vivre au grand air, le solliciter à la marche, à l'exercice, à la gymnastique.

2° Tous les matins, tub à l'eau chaude, puis graduellement refroidie jusqu'à la température de la chambre, suivi d'une friction sèche au gant de crin.

3° Le soir, nouvelle friction sur le corps avec le gant de molleton sur lequel on aura versé quelques gouttes du mélange :

    ℞ Essence de térébenthine .... 20 grammes.
       Alcoolat de lavande.................. 30   —
       Baume de Fioraventi............... 150   —

4° Dix jours par mois, donner avant les repas un verre à bordeaux d'eau de Contrexéville (source Pavillon), additionnée d'un des paquets suivants :

    ℞ Bicarbonate de soude................ 1 gramme.
       Pour un paquet..................... N° 20.

Les dix jours suivants, donner une petite tasse d'infusion de boldo, sucrée avec une cuillerée à dessert du sirop composé suivant :

    ℞ Sirop d'éther.................. } āā 100 grammes.
       Sirop de térébenthine.........

5° Deux fois par semaine, donner avant le premier déjeuner, dans un peu d'eau, sucrée ou non, une cuillerée à café de la poudre suivante :

    ℞ Soufre sublimé..................
       Crème de tartre.. .... } āā 20 grammes.
       Magnésie......................
       Essence d'anis.................... 1 gramme.

Ou bien une à deux pilules de podophillin de 1 centigramme avant le dîner.

6° Grand lavement d'eau froide tous les jours.

7° Deux jours par semaine, supprimer tout traitement et donner le matin un verre à madère d'huile d'olive additionnée de quelques gouttes de menthe.

8° RÉGIME.

Aliments permis.	*Aliments défendus.*
Lait.	Beurre.
Bouillies.	Graisse.
Soupes aux légumes.	Fromages faits.
Toutes les viandes, en petite quantité.	Gibier.
Poissons bouillis.	Champignons.
Pain, en petite quantité.	Truffes.
Légumes verts.	Pâtisseries.
Pommes de terre.	Féculents (lentilles, pois, haricots).
Fruits mûrs, de préférence cuits.	Mets sucrés.
Compotes, marmelades.	Aliments gras.
	Charcuterie.
	Les sauces.
	Les carottes.
	Les fruits trop sucrés.

Boissons permises.	*Boissons défendues.*
Eaux alcalines.	Vins alcooliques.
Vin blanc léger avec beaucoup d'eau.	Liqueurs.
	Café.
Bière légère.	Thé.

9° Saison à Vals ou Vichy.

Lithiase urinaire (Gravelle urique).

I. — *Colique néphrétique.*

1° Donner un ou plusieurs bains prolongés jusqu'à une demi-heure.

2° Entre les bains, appliquer, sur les régions d'où partent les douleurs, un grand cataplasme très chaud, renouvelé fréquemment, et, en cas d'insuccès, un morceau de flanelle plié en quatre, trempé dans de l'eau très chaude, bien exprimé et arrosé de dix à vingt gouttes de chloroforme. On recouvre cette compresse d'un morceau de taffetas gommé.

3° Potion par cuillerée à dessert de demi-heure en demi-heure :

```
℞ Antipyrine.............. 50 centigr. à 1 gramme.
  Eau chloroformée saturée........... 30    —
  Eau de tilleul..................... 60    —
  Sirop d'éther........ ........... )
  Sirop de belladone............... } āā 10 grammes.
  Sirop de fleur d'oranger. ...... )
```

4° Si la potion est vomie, recourir à la piqûre de morphine : cinq à dix gouttes de solution à 1 p. 200 pour un enfant qui a dépassé cinq ans.

5° Toutes les deux heures, donner une tasse de lait coupé par moitié d'eau de Contrexéville (Pavillon).

6° Toutes les deux heures, dans l'intervalle, lavement d'eau froide, à garder aussi longtemps que possible.

II. — *Gravelle* (en dehors des crises).

1° Alimentation réglée : le matin, une tasse de lait, soupe ou bouillon au lait ; à midi, viande (blanche de préférence), légumes verts très cuits ou purées de légumes secs ou de pommes de terre, crèmes, fromages frais, fruits cuits ou très mûrs, compotes, marmelades ; à quatre heures, rien pour les enfants au-dessus de dix à douze ans ; au-dessous de cet âge, pain grillé avec une tasse de lait ou des fruits, compotes, etc. ; à sept heures, soupe et un légume pouvant être remplacé par un plat sucré pour les petits enfants.

Aliments permis.	*Aliments défendus.*
Lait.	Beurre.
Crèmes.	Graisses.
Fromages frais.	Fromages faits.
Bouillies et soupes.	Viandes saignantes.
Viandes bien cuites, et surtout les viandes blanches (poulet, veau).	Gibier. Champignons. Truffes.
Légumes verts (salades cuites), passés et écrasés, pour les enfants jeunes qui ne mâchent pas.	Pâtisseries. Viande de porc. Charcuterie.
Légumes secs en purée.	Poissons gras, crustacés (moules, crevettes).
Fruits cuits de préférence ou très mûrs.	Tomates. Oseille.
Compotes, marmelades.	Asperges.
Poissons maigres, bouillis.	Salades.
	Haricots verts.

Boissons permises.	*Boissons défendues.*
Vin blanc, coupé d'eau.	Liqueurs.

Eau d'Évian, Vittel, Contrexé- ville.	Vins alcooliques.
Bière légère.	Thé.
	Café.
	Bière forte.
	Cidre.

2º Vie au grand air, pas de sédentarité, ni de surmenage intellectuel.

Exercice, gymnastique. Frictions le matin sur tout le corps avec le gant de crin.

3º Saison à Vittel, Evian, Contrexéville, Cap-Vern, Vichy, Carlsbad; et, à la maison, deux fois par an (printemps et automne), cure de vingt jours d'une de ces eaux. Un verre à jeun, le matin, additionné d'une cuillerée à dessert ou à soupe d'eau de Rubinat, de Villacabras, de Carabana ou de Janos, etc.

Mal de Pott.
(Tuberculose vertébrale.)

1° Instituer le traitement général comme pour la tuberculose (Voir ce mot).

2° Localement :

a) Dès le début, coucher le petit malade sur un matelas mince et dur, assez maniable pour que l'enfant soit porté dehors, au soleil, à l'air.

b) Le maintenir couché aussi pendant la période d'évolution.

c) Quand l'abcès par congestion est formé, intervention chirurgicale.

d) Opposer à la paraplégie l'électrisation et le massage des muscles impotents.

e) Dans la convalescence, appliquer le corset orthopédique de Sayre pour soutenir le rachis, ou le collier pour le mal de Pott cervical.

3° Saisou prolongée au bord de la mer. Eaux chlorurées fortes de Salins, Salins-de-Béarn (aujourd'hui transportées à Biarritz), La Mouillère, Besançon, Nauheim, Kreuznach, etc.

Méningite (1).

I. — *Méningite tuberculeuse.*

1° Coucher l'enfant dans une pièce vaste et aérée dont les volets seront fermés ; entourer ses pieds, jusqu'au-dessus des genoux dans des bottes d'ouate et de taffetas gommé, qui seront changées matin et soir.

2° Donner la potion suivante par cuillerée à dessert, de deux en deux heures :

℞ Iodure de potassium....... 30 centigr. à 1 gramme.
　Sirop de fleur d'oranger...　　　　 30 grammes.
　Eau distillée.............　　　　 90 　 —

3° Dans l'intervalle, lait ou bouillon froids, accompagnés ou précédés d'une cuillerée à café de potion de Rivière.

4° Faire, matin et soir, aux tempes et derrière les oreilles une friction prolongée avec gros comme une petite noisette d'onguent napolitain.

5° Tous les jours, donner un lavement glycériné et, s'il n'y a pas de résultat, tous les deux ou trois jours le suivant :

(1) Tuberculeuse ou non, venue lentement ou sans préparation, le traitement doit répondre à trois indications : arrêter les vomissements ; calmer les douleurs de tête qui provoquent les cris ; combattre la constipation. J'essaye toujours le traitement spécifique depuis que j'ai vu par l'iodure un cas de guérison qui s'est maintenue

℞ Infusion de follicules de séné.... 5 à 10 grammes.
  Eau............................. 300   —
  Ajouter sulfate de soude....... 10 à 15   —
  Miel de mercuriale............. 60   —

Divisez en deux doses.

La première sera peut-être rendue trop vite, sans effet ; donner alors la seconde.

6° Tous les trois jours, suspendre l'iodure et donner comme purgatif en un seul coup :

℞ Calomel...................... 30 à 50 centigr.

Ou :

℞ Calomel......................   5 centigr.

pour un paquet, en faire dix ; en donner un toutes les heures jusqu'à garde-robe.

7° Appliquer à la nuque un petit vésicatoire camphré de 2 à 3 centimètres de large sur 5 ou 6 de long ; puis un derrière chaque oreille, en demi-lune ; puis au creux de l'estomac (qui arrête souvent les vomissements), et ailleurs si on le juge utile.

8° Pendant les périodes d'excitation, remplacer la potion iodurée par une potion bromurée, comme la suivante :

℞ Bromure de potassium............... 1 gramme.
  Sirop de chloral................... 10 grammes.
  Sirop de fleur d'oranger........... 20   —
  Eau de tilleul..................... 90   —

Dont on rapproche ou éloigne les prises, suivant le besoin, et qu'on alterne avec l'iodure, suivant l'effet obtenu.

9° Si la potion ne peut être prise ou gardée, donner le lavement suivant :

℞ Hydrate de chloral.......... 30 centigr. à 1 gramme.
   Laudanum de Sydenham.... I   —   goutte.
   Eau........................ 30   —   grammes.

qui sera répété matin et soir, suivant le besoin.

10° Raser la tête et y maintenir une vessie de glace pilée; y appliquer un grand vésicatoire, ou encore y faire une friction avec un mélange à parties égales d'huile d'olive et d'huile de croton.

11° Contre les convulsions et les cris, si la potion et le lavement indiqués ne suffisent pas, faire respirer quelques gouttes d'éther ou de chloroforme sur une petite compresse.

12° S'il y a accalmie, prévenir les nouvelles poussées en continuant longtemps la révulsion, les purgatifs, et, s'il y a indication, le traitement spécifique.

Faire vivre l'enfant dans le calme le plus profond. Son régime sera sobre et suffisant, à base de laitage, œufs, purées de viandes, de légumes, etc. On ne le laissera pas constipé et, dès qu'il sera nerveux, il aura des bains de tilleul et du bromure.

II. — *Méningite aiguë simple.*

1° Appliquer une à trois sangsues aux apophyses mastoïdes ou à l'anus.

2° Ensuite, traitement comme pour I.

3°. S'il y a hyperthermie, bains progressivement refroidis.

4° Contre les convulsions, calmants comme pour I, inhalations de chloroforme ; irrigations continues d'eau froide sur la tête rasée.

III. — *Méningite cérébro-spinale.*

1° Mêmes soins généraux que pour I et II.

2° Pointes de feu, de chaque côté de la nuque et de la colonne vertébrale.

3° Contre l'agitation et les contractures, calmants comme pour I et II, bains tièdes prolongés.

4° Contre l'hyperthermie : quinine, antipyrine (dose suivant l'âge), bains progressivement refroidis.

Migraine.

(Seconde enfance, adolescence, en dehors des accès.
Voir *Anémie, Arthritisme, Dyspepsie.*)

Accès.

1° Donner dès le début de la migraine :

℞ Antipyrine............... 50 centigr. à 1 gramme.

en deux ou trois cachets, ou paquets dans un peu d'eau
sucrée, à une demi-heure d'intervalle.

2° Appliquer sur la tête des compresses d'eau séda-
tive coupée d'eau fraîche par moitié, et donner un bain
de pieds sinapisé.

3° Repos au lit dans l'obscurité et pas d'aliments.

4° Au réveil, un verre d'eau purgative.

Muguet.

1° Faire toutes les deux heures, avant la tétée, une irrigation de la bouche avec de l'eau de Vichy tiède.

2° Nettoyer la bouche avec un tampon d'ouate hydrophile, sec, au bout d'une pince à forcipressure et faire une nouvelle irrigation pour nettoyer le plus possible la bouche.

3° Après la tétée, recommencer le même lavage et badigeonner avec le collutoire :

℞ Borax.............................. 4 grammes.
 Glycérine.......................... 30 —

4° Donner à boire une cuillerée à café ou à dessert d'eau de Vals, Saint-Jean.

5° Donner à l'enfant une bonne nourrice ou tout au moins du bon lait stérilisé, et alors exiger une propreté parfaite du biberon.

6° Sorties au grand air et au soleil.

7° Bains tièdes, frictions de la peau.

Névralgies.

1° Donner la potion :

℞ Antipyrine.................. 50 centigr. à 2 grammes.
   Sirop de fleur d'oranger............ 30   —
   Eau distillée...................... 90   —

Par cuillerée à dessert de demi-heure en demi-heure.

2° Injection sous-cutanée de cinq à dix gouttes de :

℞ Chlorhydrate de morphine........... 10 centigr.
   Eau distillée........................ 20 grammes.

3° Appliquer sur la partie où siège la douleur une compresse humide, arrosée de quelques gouttes de chloroforme.

(Pour le traitement de la cause, Voir *Anémie, Arthritisme, Chlorose, Rhumatisme, Malaria.*)

Néphrites.

I. — *Néphrite aiguë.*

1° Coucher l'enfant et recueillir les urines pour les examiner à chaque visite.

2° Appliquer dès le début, suivant l'intensité de la douleur, une à deux ventouses scarifiées de chaque côté de la colonne vertébrale et des cataplasmes sinapisés matin et soir.

3° Donner toutes les deux heures une tasse de lait, petite ou grande, et ne pas quitter le régime lacté exclusif, jusqu'après guérison bien établie.

4° Donner toutes les deux heures, entre les tasses de lait, dans un verre à bordeaux d'infusion de queues de cerises, un des paquets :

℞ Benzo-naphtol...................... 10 centigr.
  Sucre de lait...................... 10 grammes.

Pour un paquet n° 10.

5° Matin et soir, lavement d'eau bouillie refroidie, poussé lentement, l'enfant étant couché sur le dos, les cuisses fléchies.

6° Une ou deux fois par semaine, donner le matin :

℞ Jalap........................... } āā 20 à 30 centigr.
  Scammonée .... }

7° Frictions sèches sur tout le corps tous les matins.

8° Assurer l'asepsie de la bouche par des gargarismes boriqués avant et après les prises de lait.

9° Trois ou quatre fois par jour, répandre quelques litres d'oxygène près du petit malade.

II. — *Mal de Bright subaigu ou chronique.*
(OEdèmes nuls ou passagers, peu d'albumine.)

1° Régime lacté comme pour I, aussi longtemps que l'enfant ne s'en lassera pas. S'il s'en lasse, donner des potages au lait avec les pâtes cuites, vermicelle, semoule, la fécule de tapioca, les farines de froment, de riz, d'orge, d'avoine, à la biscotte, au pain, purées maigres de haricots, pois, lentilles; quelques légumes verts, bien cuits : petits pois, chicorée, laitue cuite. Fruits cuits ou bien mûrs ; des œufs, des crèmes, des plats sucrés, du beurre frais.

Plus tard, s'il n'y a pas d'aggravation, viandes blanches, bien cuites ; poisson frais à chair blanche et fine, mais pas de gelées ni jus de viande, pas de gibier, de viandes avancées, de charcuterie, de poisson à chair dure ni mets épicés ; pas d'épinards, d'oseille, d'aubergines, de tomates, d'asperges.

Continuer le lait comme boisson aux repas; pas de vin ordinaire ni de vins médicamenteux ; tout au plus, bière légère si le lait n'est plus accepté.

2° Pendant quinze jours, donner une à trois cuillerées à café par jour, suivant l'âge, de :

℞ Iodure de potassium................ 10 grammes.
Eau .... 300 —

· 3° Pendant les quinze jours suivants, avant le repas du midi et du soir, donner une cuillerée à café ou à dessert de :

℞ Sirop d'iodure de fer.

4° Tous les jours, appliquer à la région lombaire des ventouses sèches ou des sinapismes.

5° Frictions et massages tous les matins.

6° Flanelle, vêtements de laine, vie au grand air ; exercice et jeux sans fatigue ; cure de montagne d'altitude moyenne.

III. — *Mal de Bright, avec hydropisie et albuminurie abondante. — Insuffisance rénale et menace d'urémie. Fatigue du cœur. — Asystolie.*

1° Régime lacté exclusif. Si l'enfant se lasse, ajouter au lait, pour en changer le goût, un peu de café, du sucre de lait, du thé, quelques gouttes de kirsch, une pincée de poudre de chocolat, de la fleur d'oranger, etc.

2° Entre le lait, donner pendant trois jours la potion :

℞ Teinture de digitale............... V à XV gouttes.
Oxymel scilitique................... 10 grammes.
Sirop de fleur d'oranger. 30   —
Eau distillée 90   —

3° Pendant les trois jours suivants, matin et soir, injection sous-cutanée de cinq gouttes de la solution :

℞ Caféine..... .... ⎫ āā 2 grammes.
Benzoate de soude................. ⎭
Eau distillée..................... 10   —

4° Tous les deux jours, purgatifs comme 6° de I.

Ou :

℞ Sulfate de soude............. 10 à 20 grammes.

dans un verre d'eau sucrée avec une cuillerée de sirop de limons.

5° Bain chaud à 40° tous les deux jours, suivi d'enveloppement dans une couverture de laine.

6° Bottes d'ouate et taffetas gommé.

7° Mouchetures aux jambes et introduction des aiguilles creuses de Southey.

IV. — *Mal de Bright avec accidents urémiques, convulsions épileptiformes, délire, dyspnée, coma, etc.*

1° Saignée générale ou ventouses scarifiées sur la poitrine.

2° Lavement glycériné, suivi du lavement calmant suivant :

℞ Bromure de potassium.   50 centigr. à 1 gramme.
  Hydrate de chloral......   25 centigr. à 1 gramme.
  Jaune d'œuf.....................   N° 1.
  Eau bouillie...................   60 grammes.

3° Matin et soir, injections de caféine comme pour III.

4° Inhalation d'oxygène (5 à 10 litres par jour).

5° Régime lacté.

6° S'il y a vomissement, mettre le malade à la diète absolue et lui donner à sucer quelques morceaux de glace. Le soutenir avec le lavement suivant :

℞ Eau .... 100 grammes.
    Lactose............................ 20 —
    Peptone .... 10 —
    Jaune d'œuf........................ N° 1.

Répété trois fois par jour, en attendant que l'estomac supporte le lait glacé.

Noma.

(Stomatite gangreneuse.)

1° Détruire avec le thermocautère ou le galvano-cautère le foyer de sphacèle.

2° Toucher les parties malades, toutes les trois heures, avec de la teinture d'iode.

3° Dans l'intervalle, toutes les deux ou trois heures, badigeonner avec :

℞ Naphtol .... 5 grammes.
  Sulforicinate de soude............... 45   —

4° Irrigations, toutes les deux ou trois heures, ou rinçages, avec :

℞ Acide phénique...................... ⎫ āā 1 gramme.
  Acide salicylique .... ⎬
  Eau bouillie......................... ⎭ 1.000 grammes.

5° Potion, par cuillerée à soupe, de deux en deux heures :

℞ Extrait mou de quinquina .... 2 grammes.
  Teinture de cannelle................. X gouttes.
  Sirop de limons...................... 30 grammes.
  Julep gommeux........................ 60   —
  Vin de Malaga........................ 30   —

6° Toutes les deux heures, lait ou bouillon, crème, lait de poule, pulpe et gelée de viande, etc. ; lavement

de peptone ; vin de Malaga,de Bordeaux, de Champagne
coupé d'eau ; café, chocolat.

7° Aération fréquente de la pièce.

8° Convalescence à la campagne.

Onanisme.

1° Entourer l'enfant, fille ou garçon, de soins d'hygiène physique et morale, plus utiles souvent que les moyens de coercition ; régime alimentaire exempt de tout excitant : vin, liqueurs, café, thé, mets épicés ; la nuit, attacher les mains, envelopper le corps dans une chemise coulissée dépassant les pieds ; matelas de crin ; ceinture de chasteté ; provoquer le sommeil par des exercices physiques de toute espèce, amenant une fatigue salutaire ; exercer une surveillance continuelle de nuit et de jour, soit pour empêcher l'enfant de se livrer à son vice, soit pour le prendre sur le fait et l'humilier ; éloigner les mauvais livres et les mauvais camarades, occuper continuellement l'esprit par le travail ou de saines distractions.

2° Donner une douche quotidienne ou au moins le *tub* tous les matins, et laver fréquemment les parties génitales.

3° Donner le soir 25 centigrammes à 1 gramme de bromure de potassium ou de camphre.

4° Combattre les oxyures s'il y en a.

5° Intervention chirurgicale pour l'opération du phimosis ou de la clitoridectomie s'il y a lieu.

Oreillons.

I. — *Oreillons sans complication.*

1° Garder l'enfant isolé à la chambre, nourri de lait et d'aliments légers.

2° Faire des onctions sur les régions parotidiennes avec le liniment suivant :

℞ Baume tranquille................
Huile de camomille camphrée ... } ā̄ā 50 grammes.

Appliquer une épaisse couche d'ouate par-dessus.

3° Trois fois par jour, injection d'eau boriquée saturée chaude, dans les oreilles.

4° Le soir, une cuillerée à dessert du sirop suivant, dans une petite tasse de tilleul :

℞ Sirop de chloral................
Sirop de fleur d'oranger......... } ā̄ā 30 grammes.

A répéter dans la nuit si l'enfant est agité.

5° Quand le gonflement a disparu, un purgatif :

℞ Huile de ricin................
Sirop d'orgeat................ } ā̄ā 10 à 20 grammes.

6° Bain et désinfection.

II. — *Oreillons avec déterminations diverses : ovarienne, mammaire, testiculaire.*

1° Mettre l'enfant au lit, jusqu'à la chute de la fièvre.

2° Donner le purgatif 5° de I.

3° Donner contre la poussée fébrile :

℞ Sulfate de quinine................ 10 à 20 centigr.
 Antipyrine....................... 20 à 40   —

en un cachet, ou, si l'enfant ne sait pas l'avaler, dans un peu de café noir, le matin et les jours suivants, aussi longtemps que la fièvre durera.

4° Sur la région parotidienne, compresses de tarlatane, trempées dans de l'eau boriquée, saturée, puis exprimées, recouvertes de taffetas gommé.

5° Contre l'agitation, donner le soir le sirop comme pour I, ou, si l'enfant ne peut avaler, un lavement de lait tiède, additionné d'une cuillerée à café ou à dessert de sirop de choral.

6° S'il y a hyperthermie, bains tièdes, graduellement refroidis comme dans la fièvre typhoïde.

7° Toutes les deux heures, une tasse de lait (surtout s'il y a albuminurie), puis bouillon, potages légers, œufs, crèmes, etc., et retour progressif à l'alimentation, à mesure que tous les symptômes disparaissent.

8° S'il y a des déterminations testiculaires, envelopper les bourses de compresses humides.

9° Contre l'ovarite, vessie de glace pilée. Contre la localisation mammaire, légère compression ouatée.

Palpitations.

(Seconde enfance, adolescence, fillettes aux approches
de la puberté.)

I. — *Palpitations de croissance.*

(Avec augmentation de la matité précordiale.)

1º Éviter le surmenage et la sédentarité. Régler et
modérer l'exercice; gymnastique suédoise, mouvements
ayant pour but de développer la cage thoracique.

2º Régime sévère : aliments simples, réduits en purée
pour les enfants disposés à la dyspepsie; éviter la constipation.

3º Avant les repas, donner une cuillerée à dessert
de :

      Iodure de calcium..................   5 grammes.
      Bromure de calcium................   10   —
      Sirop de gentiane.................   200   —

4º Badigeonner le devant de la poitrine, tous les
jours, puis tous les deux jours, avec de la teinture d'iode.

II. — *Palpitations liées à l'anémie et à la chlorose.*

1º Traitement général comme pour l'anémie ou la
chlorose (Voir ces mots).

2º Modérer l'exercice comme pour I.

14

III. — *Palpitations liées à la dyspepsie.*

Traitement de la dyspepsie (Voir ce mot).

IV. —*Palpitations reconnaissant pour cause déterminante l'onanisme, la neurasthénie.*

(Voir ces mots.)

Paralysies.

I. — *Paralysie diphtérique.*

1° Courants continus.

2° Faire le matin, sur tout le corps, une friction sèche, et le soir une onction avec un morceau de flanelle imbibée du liniment excitant suivant :

℞ Alcoolat de lavande...........................
   Alcoolat de romarin...........................
   Baume de Fioraventi.... ....
   Teinture de benjoin........................... } ãã

3° Donner avant les repas, dans un petit verre de malt, cinq à dix gouttes de :

℞ Teinture de noix vomique.......
  Teinture de badiane............ } ãã 10 grammes.
  Liqueur de Fowler................ 5 —

4° Tous les dix jours, alterner avec deux à dix gouttes de perchlorure de fer, deux fois par jour, dans un peu d'eau, aussi avant les repas.

5° Alimentation tonique et reconstituante à base de laitage, œufs, purées de viandes, de légumes, etc., en faisant, s'il le faut, intervenir la sonde ou les lave-ments alimentaires à la peptone.

II. — *Paralysie faciale.*

1° Rien à faire, la *parésie* accidentelle se dissipant d'elle-même.

2° Électrothérapie dans les cas de quelque durée.

III. — *Paralysie infantile.*

(Paralysie spinale, atrophique.)

1° Au début (fièvre, convulsions, etc.), tenir l'enfant chaudement enveloppé au lit, dans une chambre chaude (20°), les pieds entourés d'ouate et de taffetas gommé.

2° Donner tous les jours, deux fois, puis une fois, puis tous les deux jours, un bain de vapeur ou d'air chaud (J. Simon) dans le lit même de l'enfant.

3° Cataplasmes sinapisés ou mieux ventouses et même lanières de vésicatoire le long de la colonne vertébrale, mouches laissées très peu de temps et remplacées par des cataplasmes (J. Simon).

4° Donner un purgatif :

℞ Calomel...................... ⎫ āā 20 à 40 centigr.
Scammonée...................... ⎭

5° Matin et soir, quinine en suppositoire ou autrement, une dose de 10 à 20 centigrammes pour un enfant de deux à quatre ans.

6° Potion par cuillerée à dessert de deux heures en deux heures :

℞ Alcoolature de racines d'aconit.	} āā V à X gouttes.	
Teinture de ciguë...........		
Sirop de fleur d'oranger...............		30 grammes.
Eau de tilleul............................		60 —

A continuer pendant cinq ou six jours.

S'il y a agitation nocturne, le soir donner une cuillerée à dessert du sirop suivant :

℞ Bromure de potassium...............		10 grammes.
Sirop de chloral.....................	} āā 60 —	
Sirop de groseille....................		

7° Après les huit ou dix premiers jours, frictions chaudes avec un liniment ammoniacal camphré ; courants continus faibles, de 5 à 6 milliampères, pendant dix minutes ; le pôle positif sera au niveau du dos, le pôle négatif sur les parties paralysées (les plaques étant bien mouillées à l'eau chaude, pour éviter les eschares).

8° Donner aux enfants au-dessus de sept ans cinq à dix gouttes de la solution suivante :

℞ Sulfate de strychnine..................	25 centigr.
Eau distillée	25 grammes.

Pour les autres, dix gouttes de la mixture suivante :

℞ Teinture de noix vomique.............		1 gramme.
Teinture de colombo..............	} āā 5 grammes.	
Teinture de badiane..............		

9° Frictions, gymnastique, massages.

10° Réduire chirurgicalement les difformités (ténotomies, résections, etc., suivant chaque cas) et maintenir les réductions par des appareils orthopédiques appropriés.

11° La mer, Salies, Salins, Balaruc, Bourbonne, Saint-Amand, Dax, Luchon, Aix, etc.

IV. — *Paralysie pseudo-hypertrophique.*

1° Faradisation tous les deux jours pendant cinq à dix minutes.

2° Douches froides ou chaudes et massage.

3° Deux fois par jour, avant les repas, dans un petit verre de malt, deux à quatre gouttes de liqueur de Fowler.

4° Le matin, huile de foie de morue et sirop de quinquina, une cuillerée de chaque, ensemble.

V. — *Paralysies consécutives aux maladies aiguës.*
(Scarlatine, rougeole.)

1° Traitement comme pour II.

VI. — *Paralysies d'origine cérébrale.*
(Sclérose, porencéphalie.)

1° Donner trois fois par jour une cuillerée à café ou à dessert du sirop :

℞ Iodure de potassium............... 5 à 10 grammes.
　Sirop de fleur d'oranger......... 150   —

2° S'il y a paralysie spasmodique, remplacer l'iodure par le bromure.

VII. — *Pseudo-paralysie syphilitique*
(maladie de Parrot).

Traitement de la syphilis (Voir le mot *Syphilis*).

Pelade.

1° Couper les cheveux ras.

2° Épiler la zone concentrique des plaques de pelade jusqu'à ce que la pince ne rencontre plus que des cheveux qui tiennent solidement. On recommencera dès que les cheveux seront assez poussés pour qu'on les puisse saisir, soit une fois par semaine.

3° Tous les jours, jusqu'à guérison, laver toute la tête avec du savon au naphtol et de l'eau chaude, et faire plusieurs fois par jour des frictions avec une brosse rude.

4° Après ce lavage, la tête est séchée et lotionnée encore avec la solution antiseptique :

℞ Sublimé .... 1 gramme.
   Alcool à 90°........................... 50 grammes.
   Eau .... 450 —

5° Ensuite, badigeonner, une fois par jour, ou seulement tous les deux jours, s'il y a une vésication suffisante, les points malades avec la mixture irritante :

℞ Teinture d'iode..................... }
   Teinture de cantharides........... } āā 5 grammes.
   Acide acétique.................... }
   Chloroforme........................... 15 —

6° Matin et soir ; *a*), si les cheveux sont secs, la pommade suivante :

℞ Salol................................ 4 grammes.
   Lanoline.......................... } āā 30 —
   Vaseline .... }

b) Si les cheveux sont gras, la poudre composée :

   ℞ Soufre précipité................... 4 grammes.
    Amidon en poudre.................. 100 —

7° Donner, avant les deux repas principaux, un granule d'arséniate de fer à 1 milligramme.

8° Le matin, huile de foie de morue, alternée, de quinze jours en quinze jours, avec le sirop de raifort iodé.

9° Hydrothérapie froide le matin après un entraînement convenable avec de l'eau progressivement refroidie.

10° Isolement du petit malade, jusqu'à guérison (il aura la tête constamment couverte), désinfection fréquente de sa coiffure.

Péricardites.

I. — *Péricardite aiguë, sèche au début.*

1° Appliquer, dès les premiers symptômes, des ventouses sèches à la région précordiale et, si l'enfant est fort, deux ou trois ventouses scarifiées.

2° S'il y a endocardite concomitante, appliquer ensuite une vessie de glace pilée.

3° Toutes les deux heures, donner une petite tasse de lait sucré avec une cuillerée à café ou à dessert de lactose.

4° Dans l'intervalle, toutes les deux heures, une cuillerée à dessert de la potion suivante :

℞ Alcoolature de racines d'aconit. }
Teinture de digitale............ } āā V à X gouttes.
Sirop d'éther...................... 25 grammes.
Eau distillée .... 95 —

5° L'enfant sera gardé au lit, les pieds dans des bottes d'ouate et taffetas gommé jusqu'à la chute de la fièvre.

II. — *Péricardite avec épanchement.*

1 Purger l'enfant avec :

℞ Calomel..... .... }
Scammonée.................... } āā 20 à 40 centigr.

2° Donner toutes les deux heures la potion par cuillerée à dessert :

℞ Teinture de scille............... ⎫
 Teinture de digitale............ ⎬ āā V à X gouttes.
 Sirop de stigmates de maïs............ 20 grammes.
 Sirop de cerise..................... 10   —
 Eau distillée...................... 90   —

3° Lait sucré avec de la lactose, une tasse toutes les deux heures.

4° Ponction du péricarde avec les précautions antiseptiques convenables au lieu d'élection.

5° Au commencement du repas, donner une cuillerée à dessert du sirop :

℞ Iodure de potassium.. .... 5 grammes.
 Sirop de gentiane................. 250·   —

Et les diurétiques déjà conseillés.

III. — *Péricardite purulente.*

1° Même traitement que pour I.

2° Ouverture et drainage de la cavité péricardique avec les précautions antiseptiques de rigueur.

Péritonite.

I. — *Péritonite aiguë.*

(On est appelé tout à fait au début.)

1° Appliquer au point douloureux quatre ou cinq sangsues dont on laissera saigner les piqûres (suivant la force des sujets) pendant une ou deux heures.

2° Après avoir bien arrêté le sang au moyen de morceaux d'amadou, donner un bain à 35°, de trois quarts d'heure à une heure.

3° Calmer les douleurs et arrêter les mouvements de l'intestin en donnant, toutes les heures, une des pilules :

℞ Extrait thébaïque.... ....   5 centigr.

En vingt pilules, pour un enfant au-dessus de cinq ans. Toutes les deux heures, si l'enfant est plus jeune.

4° Donner tous les quarts d'heure une cuillerée à dessert ou à bouche d'eau glacée, coupée de champagne par moitié, et pas le moindre aliment quelconque.

5° Les premiers accidents conjurés, si l'enfant va de mieux en mieux, on commencera par l'alimentation rectale, avec lait, bouillon, peptone, etc. ; et ce n'est que progressivement qu'on arrivera à alimenter le malade par du lait et du bouillon glacés, puis des laits de poule, des crèmes, des potages, des purées, des œufs à la coque, de la viande rapée, etc.

II. — *Péritonite aiguë dont le début a passé inaperçu ou a été pris pour toute autre chose.*

1° Mettre l'enfant au repos absolu, au lit et lui donner des pilules d'opium et des boissons glacées comme pour I.

2° Appliquer sur le ventre une vessie de glace pilée, suspendue à un cerceau et séparée de la peau par une épaisseur de flanelle.

3° Si la maladie passe à l'état subaigu, onguent napolitain; s'il se produit un épanchement, intervention chirurgicale hâtive.

III. — *Péritonite aiguë avec épanchement purulent.* (Intervention chirurgicale : laparotomie.)

IV. — *Péritonite aiguë chez le nouveau-né.*

1° Deux fois par jour, plonger l'enfant dans un bain chaud boriqué à 4 p. 100.

2° Panser le cordon avec la solution au sublimé à 0,25 p. 1000.

3° Donner à l'enfant le sein ou du lait d'ânesse d'heure en heure, et, dans l'intervalle, une cuillerée à café de la potion :

℞ Vin de Malaga.................... ⎫ āā 20 grammes.
    Sirop de fleur d'oranger .... ⎭
    Eau distillée..................... 80 —

V. — *Péritonite tuberculeuse sans foyer bacillaire dans d'autres organes.*

1° Intervention chirurgicale : laparotomie.

2° Trois fois par jour, donner une cuillerée à café ou à dessert de la potion :

℞ Iodure de sodium................	5 grammes.
Sirop d'écorce d'orange amère......	30 —
Eau distillée....................	80 —

3° Donner à chaque repas une cuillerée à dessert ou à soupe d'huile de foie de morue créosotée.

4° Donner le matin une cuillerée à dessert ou à soupe de sirop d'hypophosphites, en alternant, de quinze en quinze jours, avec du sirop iodo-tannique.

5° Alimentation simple et nutritive, qui ne laisse pas trop de résidu, par le lait stérilisé, les œufs, la pulpe de viande, le poisson, les viandes, les purées, etc. et traitement comme pour la tuberculose (Voir ce mot).

VI. — *Péritonite tuberculeuse avec foyers bacillaires dans d'autres organes.*

1° Appliquer tous les quatre ou cinq jours un petit vésicatoire de la grandeur d'une pièce de 5 francs sur les points douloureux.

2° Pointes de feu tous les dix jours.

3° S'il y a du tympanisme, cuirasse de collodion.

4° Calmer les douleurs au moyen :

a) D'injections sous-cutanées de morphine (deux à

quatre ou cinq gouttes, suivant l'âge et la tolérance) d'une solution au centième.

Ou :

b) De frictions avec la pommade :

℞ Axonge benzoïné...................... 30 grammes.
   Extrait d'opium...................... 2   —
   Extrait de belladone.................. 3   —

5° S'il se produit des vomissements, recourir aux boissons glacées et à la potion de Rivière.

6° S'il y a constipation, laxatif doux, huileux.

7° Si diarrhée :

℞ Julep gommeux.................... 120 grammes.
   Sous-nitrate de bismuth.......... 2 à 4   —
   Salicylate de bismuth.............. 1 à 2   —

8° Lavements d'amidon avec deux à cinq gouttes de laudanum.

9° Bains salés, sulfureux.

10° S'il y a une ascite considérable, ponction avec l'appareil Potain ou Dieulafoy et lavage de la cavité péritonéale (1) avec eau bouillie.

(1) Debove.

Pleurésies.

I. — *Pleurésie simple aiguë.*

1° Dès le début, appliquer au niveau du point de côté un cataplasme sinapisé ou quelques ventouses sèches, et, s'il s'agit d'un enfant déjà grand et vigoureux, deux à quatre ventouses scarifiées.

2° Donner toutes les deux heures une cuillerée à dessert de la potion :

℞ Antipyrine............ ... 50 centigr. à 1 gramme.
Sirop de cerise .... ⎫ āā 30 grammes.
Eau de fleur d'oranger............ ⎬
Eau distillée....................   90   —

A la fois contre la douleur, la chaleur et pour favoriser la diurèse.

3° Toutes les deux heures, dans l'intervalle, une tasse, petite ou grande, de lait coupé d'eau de Contrexéville (Pavillon) ou de Vittel (Grande Source) et additionné d'une cuillerée à café ou à dessert de lactose. Calmer la soif avec de la tisane de chiendent ou de queues de cerises, additionnée d'une pincée (une puisette à sel) de nitrate de potasse.

4° De temps en temps, on suspendra le sel de nitre et on donnera, deux ou trois fois par jour, dans la tisane, une cuillerée d'oxymel scillitique.

En outre, deux fois par jour, donner, dans un peu de tisane, cinq à dix gouttes du mélange :

℞ Teinture de digitale..............｜
  Teinture de scille................｜ āā 15 grammes.

En cessant pendant quatre jours, pour reprendre après un temps égal.

5° Tous les deux ou trois jours, donner un purgatif :

℞ Calomel.........................｜
  Scammonée.....................｜ āā 20 à 40 centigr.

suivant l'âge, dans une hostie ou un cachet, ou dans de la confiture non acide, du miel, etc.

Ou, pour changer :

℞ Huile de ricin.................... 10 à 20 grammes.

entre deux jus d'orange.

Ou une limonade purgative :

℞ Citrate de magnésie .... 20 à 30 grammes.
  Sirop de groseille..............   30   —
  Eau......   200   —

6° Si l'épanchement reste stationnaire, appliquer pendant quatre heures au plus un vésicatoire camphré, de 5 à 6 centimètres de côté, avec les précautions d'usage ; y revenir dans quelques jours.

7° Plus tard, couvrir le siège de l'épanchement d'un morceau de diachylon, d'un emplâtre de Vigo, et entourer le thorax d'une couche d'ouate et de taffetas gommé. Enfin, si l'épanchement ne commence pas à décroître après la chute de la fièvre, recourir à la ponction aspiratrice au moyen de l'appareil Potain ou Dieulafoy, avec les précautions antiseptiques convenables et après s'être assuré de la présence du liquide par une ponction exploratrice avec la seringue de Pravaz aseptisée (1).

Hygiène. — L'enfant aura une chambre vaste et convenablement chaude (18° environ); il sera couché et revêtu d'une grande chemise de flanelle et aura les pieds dans des bottes d'ouate et taffetas gommé.

Sa température sera prise deux fois par jour et ses urines examinées souvent.

La convalescence aura lieu, à la campagne en été, dans le Midi en hiver.

Le régime lacté sera longtemps continué concurremment à une alimentation variée à base d'œufs, de poisson, viandes, purées de légumes, etc. Si la tuberculose est redoutée, faire de la suralimentation et le traitement préventif de cette affection.

II. — *Pleurésie purulente.*

1° Mêmes régime et hygiène que pour I.

2° Après constatation du pus par la ponction exploratrice, faire selon les règles de l'art, au lieu d'élection (cinquième ou sixième espace intercostal, ligne axillaire), la thoracotomie avec toutes les précautions antiseptiques que comporte cette opération.

Le succès est d'autant plus certain qu'on agit à temps, suivant Dieulafoy, Sevestre, Moizard, Valude, Le Gendre; c'est aussi notre avis.

(1) Thoracentèse seulement après l'âge de cinq ans et si l'épanchement persiste après quatre semaines de traitement.

Pneumonie.

I. — *Pneumonie aiguë franche.*

1° L'enfant sera gardé au lit, dans une chambre aérée, sans courant d'air, à une température de 18° environ. Il aura des bottes d'ouate et taffetas gommé, changés matin et soir.

2° Assurer l'asepsie de la bouche et de la gorge par de fréquents gargarismes et irrigations à l'eau boriquée, saturée chaude, et la régularité des selles au moyen de lavements quotidiens, simples ou glycérinés.

3° Toutes les deux heures, jour et nuit, lait tiède, pur ou coupé d'eau alcaline (Vals, Vichy, etc.). Si l'enfant se lasse du lait, en changer le goût avec un atome de café ou de thé, une pincée de poudre de chocolat, du sucre vanillé, de la fleur d'oranger, quelques gouttes de kirsch, de la tisane de son goût, etc.; et enfin, s'il le refuse, du bouillon dégraissé.

En outre, satisfaire largement la soif de l'enfant avec de l'eau rougie ou un sirop acidulé quelconque et de la bonne eau à la température de la chambre.

4° Appliquer au point douloureux un cataplasme sinapisé, des ventouses sèches, ou même pour un enfant fort, de plus de cinq ans, deux ou trois ventouses scarifiées et, *si la résolution tarde*, un petit vésicatoire camphré, laissé en place pendant trois ou quatre heures et pansé avec de la vaseline boriquée (1) et beaucoup d'ouate.

5° Après la *défervescence*, alimenter l'enfant avec potages, œufs, laits de poule, pulpe de viande, etc.

6° Donner alors avant les deux repas un peu importants, dans de l'eau, une cuillerée à dessert ou à soupe de la préparation :

℞ Sirop de gentiane.............. ⎱ āā 100 grammes.
   Vin de quinquina au malaga.... ⎰

7° Matin et soir, dans du lait chaud, un quart de verre d'eau de La Bourboule ou du Mont-Dore.

II. — *Pneumonie aiguë avec hyperthermie.*

1° Traitement général comme pour I.

2° Donner un ou plusieurs bains tièdes et, dans les cas graves, des bains progressivement refroidis jusqu'à 20°, avec les précautions d'usage (2).

3° Toutes les deux heures, une cuillerée à dessert de la potion :

℞ Antipyrine.............. 60 centigr. à 1 gramme.
   Sirop de fleur d'oranger...... ...... 30 grammes.
   Eau-de-vie..................... 10 à 15 —
   Julep gommeux..................... 120 —

(1) Cadet de Gassicourt, Hutinel, ne veulent pas de vésicatoire. J. Simon, avec qui j'ai vu pas mal de pneumonies, les conseille et s'en trouve bien. Descroisilles, de même, les recommande. D'Espine et Picot les jugent inutiles dans les cas de pneumonie franche. Ils les réservent pour les cas où l'induration pulmonaire persiste après la chute de la fièvre.

(2) Avec Legroux, je conseille et je fais l'antisepsie de la peau avant l'application du vésicatoire : savonner la place à l'eau chaude et savon naphtolé, puis à la liqueur de Van Swieten ou à l'alcool.

4° La nuit, calmer l'agitation et le délire avec une cuillerée à café ou à dessert de sirop de chloral dans une petite infusion de tilleul.

III. — *Pneumonie adynamique.*

1° Traitement comme pour I.

2° En outre, potion par cuillerée à dessert de deux en deux heures :

℞ Eau-de-vie...................... 15 à 20 grammes (1).
Teinture de cannelle........... X à XV gouttes.
Sirop d'éther.................... 10 à 20 grammes.
Julep gommeux.................... 120 —

3° Matin et soir :

℞ Chlorhydro-sulfate de quinine.... 10 à 20 centigr.

en suppositoires ou autrement.

4° En cas de collapsus, injection sous-cutanée, matin et soir, avec 1/3 ou 1/2 seringue de la solution :

℞ Caféine .... 2 grammes.
Benzoate de soude.................. 2 gr. 50
Eau distillée bouillie.............. Q. s.

(Pour faire 10 centimètres cubes.)

5° Appliquer un petit vésicatoire au point où siège la pneumonie, comme pour 5° de I.

(1) Enfant de quatre à cinq ans. Augmenter ou diminuer suivant l'âge.

IV. — *Pneumonie double.*

1° Traitement général comme pour I et potion stimulante comme pour II et III.

2° Soutenir le myocarde avec les injections de caféine comme pour III.

3° Inhalations d'oxygène, 10 à 15 litres par jour.

Rachitisme (1).

(Première enfance.)

I. — *Enfant prédisposé au rachitisme.*

1° Donner à l'enfant une bonne nourrice ; régler ses tétées : toutes les deux heures, le jour, puis toutes les trois heures ; deux fois la nuit. A défaut de lait de femme, donner le lait stérilisé ou le lait phosphaté naturel.

2° Prévenir la dyspepsie et la combattre, dès l'apparition du premier signe (diarrhée, constipation, vomissements, etc.), par les moyens appropriés.

3° Jusqu'à huit ou dix mois, ne donner que le lait pur, puis préparer le sevrage par des bouillies au pain, biscottes, farines de céréales, bouillon, œufs, et ne séparer l'enfant du sein que lorsqu'il sera bien fait à son nouveau régime, dans lequel le lait de vache et les crèmes, laits de poule, joueront un rôle prépondérant.

4° Après le sevrage, ajouter du jus et des purées de viandes, du poisson bouilli, des purées de lentilles, haricots, gruau d'avoine, du bon pain.

5° Vers un an ou quinze mois, donner le matin une cuillerée à café, puis à dessert, de sirop de chlorhydrophosphate de chaux.

(1) Voir Comby, *Le Rachitisme*. Un volume de la collection Charcot-Debove.

6° L'enfant devra vivre, ainsi que sa nourrice, aussi longtemps que possible, au grand air, au soleil, à la campagne, à la mer ; il aura une chambre bien exposée, exempte d'humidité, des vêtements chauds, des bains suivis de frictions sèches ou alcooliques, des bains salés.

7° En été, il ira au bord de la mer, et en tout cas à la campagne.

II. — *Enfant manifestement rachitique.*

1° Régime comme pour I, en insistant sur le lait phosphaté, les œufs (1), la viande, etc.

2° Saupoudrer de poudre d'os les premières soupes et donner une cuillerée à café, à dessert, de sirop de chlorhydro-phosphate de chaux, alterné de quinze en quinze jours, avec la préparation suivante :

℞ Phosphore.......................... ..... 1 centigr.

Faire dissoudre dans :

(1) Les œufs contiennent beaucoup de phosphore, de même que la viande, à l'état de lécithine. Un kilogramme de viande n'en contient pas moins de 2 gr. 5. Voir Périer, *Hygiène alimentaire des enfants*. Bibliothèque Charcot-Debove. — Kassowitz, reprenant la médication phosphorée dont Trousseau avait été l'initiateur, prescrit 1/2 à 2 milligrammes par jour de ce métalloïde. Donner :

℞ Phosphore................................... 1 centigr.
Huile d'amandes douces.................... 100 grammes.

Au-dessous d'un an, une cuillerée à café par jour.
Deux cuillerées à café de douze à quinze mois.
Quatre cuillerées au-dessus de deux ans.

Huile d'amandes douces	10 grammes.
Gomme arabique	
Sirop simple	5 —
Eau distillée	80 —

Une à trois cuillerées à café par jour, suivant l'âge et le poids de l'enfant.

3° Dès que l'enfant pourra la supporter, donner, en hiver, une cuillerée à café, puis à dessert, à soupe, et plus tard davantage, d'huile de foie de morue. En été, on la remplacera par du sirop iodo-tannique (une cuillerée à café ou à dessert), alternant avec du sirop d'iodure de fer (dans les mêmes proportions, suivant l'âge), utile surtout s'il y a anémie (Voir ce mot).

4° Donner, chaque jour, un petit bain salé, suivi d'une friction sur tout le corps avec :

℞ Alcoolat de lavande	
Alcoolat de romarin	āā
Baume de Fioraventi	

Si ce bain produit de l'érythème, ne le donner que tous les deux jours et remplacer la friction alcoolique par une poudre comme la suivante :

℞ Oxyde de zinc	āā 50 grammes.
Talc	
Amidon	200 —

dont on saupoudrera le corps du bébé.

On pourra aussi diminuer la quantité de sel et mettre à la place de l'amidon et du bicarbonate :

℞ Sel marin	1 kilogr.
Carbonate de soude	100 grammes.
Amidon	250 —

5° Hygiène comme pour I.

6° Saison à Salies, Salins, au bord de la mer.

A partir de deux ans, les petits rachitiques seront baignés à l'eau de mer dans leur chambre, puis, dans la saison chaude, à la mer même.

7° Opposer aux déformations la gymnastique et un traitement orthopédique ou chirurgical, nécessité par les circonstances.

Rhumatisme.

I. — *Rhumatisme articulaire aigu simple sans albumine, ni complication viscérale.*

1° Tenir l'enfant au lit, enveloppé dans une grande chemise de flanelle. Chambre à une température de 18 à 20 degrés.

2° Toutes les deux ou trois heures, donner une tasse, petite ou grande, de lait coupé d'un quart d'eau de Vals, Saint-Jean.

3° Dans l'intervalle, donner à boire, à la soif, de la tisane de chiendent ou de queues de cerises, additionnée chaque fois d'une pincée de nitrate de potasse.

4° Veiller à la régularité des selles en donnant, le matin, un lavement d'eau de guimauve avec ou sans glycérine, et le soir, avant le dîner, une petite cuillerée à café de magnésie anglaise dans un peu d'eau de Vals, Saint-Jean, sucrée.

5° Immobiliser les jointures dans une gouttière, après enveloppement d'ouate et flanelle, et badigeonnages avec du laudanum, ou onctions légères avec le liniment suivant :

℞ Baume tranquille.....................	100 grammes.	
Chloroforme........................	10	—
Essence de térébenthine	15	—

Ou avec la pommade :

℞ Acide salicylique............ ...⎫
Essence de térébenthine...........⎬ āā 5 grammes.
Lanoline.......................⎭
Vaseline.......................... 30   —

6° Donner la potion suivante :

℞ Salicylate de soude............ 2 à 4 grammes.
Eau-de-vie.................... 10   —
Sirop d'écorce d'orange amère... 30   —
Eau distillée.................. 80   —

Par cuillerée à café ou à dessert, suivant l'âge, de deux en deux heures, en rapprochant ou éloignant les cuillerées, suivant que les douleurs augmentent ou diminuent (1).

7° Pendant la convalescence, alimenter l'enfant progressivement avec des œufs, crèmes, laits de poule, viandes tendres, légumes bien cuits, en purée, etc.

8° On donnera des préparations reconstituantes :

Sirop d'iodure de fer, une cuillerée à dessert avant le déjeuner, pendant quinze jours ; puis, pendant quinze jours, deux à quatre gouttes (suivant l'âge) de :

℞ Liqueur de Fowler.

(1) Dans la première enfance, je n'ai jamais eu l'occasion de donner le salicylate ; mais, à partir de deux ans, j'ai donné pour des torticolis et des rhumatismes articulaires de 50 centigrammes à 2 grammes par jour à des enfants de six ans et au-dessus, et j'ai donné 2 à 4 grammes sans jamais avoir eu autre chose que des bourdonnements d'oreilles ; alors, je diminue la dose ou je suspends le médicament, qui a produit l'effet désiré sur la fièvre et les douleurs.

Tous les jours, avant les repas, dans un peu d'eau, de malt ou de vin de quinquina.

II. — *Rhumatisme articulaire avec albumine.*

1° Traitement général comme pour I, en insistant sur le régime lacté exclusif.

2° Donner le matin et le soir, dans une cuillerée à dessert de sirop de groseille ou de limons :

℞ Chlorhydrate de quinine......... 15 à 25 centigr.

Ou potion, par cuillerée à dessert d'heure en heure :

℞ Antipyrine............... 50 centigr. à 1 gramme.
 Eau distillée .... 60 grammes.
 Sirop de fleur d'oranger............. 30   —

III. — *Rhumatisme avec complication viscérale.*
(Cœur, poumon, plèvre.)

1° Régime lacté et traitement hygiénique comme pour I et II.

2° Potion salicylée et badigeonnages avec le liniment ou la pommade comme pour I.

3° Bottes d'ouate et taffetas gommé.

4° Appliquer matin et soir des ventouses sèches sur la région thoracique intéressée, puis de petits vésicatoires volants, laissés en place de deux à quatre heures, et faire le traitement spécial à chaque complication.

5° Dans l'intervalle de la quinine ou de la potion salicylée, qui peut être continuée sans danger, donner comme tonique du cœur, pendant deux à trois jours, la potion suivante :

℞ Poudre de feuilles de digitale. ...   10 à 15 centigr.

Faites infuser dans :

Eau...........................   100 grammes.

Passez et ajoutez :

Sirop de fleur d'oranger............   30 grammes.

IV. — *Rhumatisme subaigu.*

1° Pendant les poussées aiguës, faire le traitement comme pour I et II.

2° Alimentation mixte, lait comme boisson.

3° Quand il y a de la douleur, donner trois fois par jour un des paquets suivants dans un peu d'eau sucrée :

℞ Antipyrine................   20 à 30 centigr.

Et, quand il n'y a pas de douleur, avant les repas principaux, une cuillerée à café ou à dessert du sirop composé :

℞ Iodure de potassium..............   5 grammes.
   Sirop d'écorce d'orange amère......   200   —

en surveillant la tolérance de l'enfant pour l'iodure.

4° Localement dans les accalmies, sur les jointures,

badigeonnages iodés, pointes de feu, massages, électricité statique, courants continus, douches et bains
sulfureux, saison aux eaux thermales d'Aix, Bourbonne, Bourbon-l'Archambault, Bagnères-de-Bigorre,
Néris, etc.

V. — *Rhumatisme chronique.*

1° Couvrir jour et nuit de flanelle l'enfant, qui couchera
dans des draps de flanelle.

2° Le matin, frictions sèches sur tout le corps, et le
soir frictions avec le mélange :

℞ Alcoolat de lavande.............. ⎫
  Alcool camphré................... ⎬ āā 50 grammes.

3° Alimentation mixte, régime reconstituant à base
de lait, œufs, viandes, poisson, etc. Eau alcaline en
boisson, alternativement avec des eaux ferrugineuses.

4° Donner le matin une cuillerée à soupe d'huile de
foie de morue en hiver et une cuillerée à soupe du
sirop iodo-tannique en été, en suspendant deux jours
par semaine.

5° Avant le repas de midi, pendant quinze jours, une
à quatre gouttes de liqueur de Fowler dans un petit
verre d'extrait de malt, et pendant les quinze jours
suivants une cuillerée à dessert ou à soupe de sirop
d'iodure de fer.

6° De temps en temps, suspendre ces préparations et
les remplacer pendant quinze jours par une cuillerée
à dessert de la préparation suivante :

2° Iodure de potassium.......... 5 à 10 grammes.
    Sirop d'écorce d'orange amère. 250   —

Ou :

7° Donner dans un peu de vin de Malaga, avant les deux repas principaux, cinq à dix gouttes de teinture d'iode, en commençant par deux chaque fois.

8° Badigeonnages à la teinture d'iode, mouches, pointes de feu, massage, compression, etc., et, pendant les crises douloureuses, les toniques indiqués pour les cas aigus ou subaigus.

Bains de vapeur sèche, térébenthinée, fumigations de baies de genièvre.

9° Boues de Saint-Amand et Dax. Eaux de Lamalou, Aix, Bourbonne, Bourbon-l'Archambault, Luxeuil, Néris, Bagnères, Barèges, etc.

VI. — *Rhumatisme chronique chez les chlorotiques et les débilités.*

1° Traitement comme pour V.
2° Saison à Luxeuil, Aix, Cauterets, Luchon, Barèges.

VII. — *Rhumatisme chronique chez les dyspeptiques.*

1° Traitement comme pour V.
2° Saison à Plombières.

VIII. — *Rhumatisme chronique avec lymphatisme ou scrofule.*

1° Traitement comme pour V.

2° Huile de foie de morue et sirop de raifort iodé, une cuillerée à soupe de chaque ensemble le matin, pendant longtemps.

3° Saison à Bourbonne, puis à la mer.

Rougeole.

I. — *Rougeole régulière.*

1° Isoler l'enfant dès le premier soupçon de la maladie et l'installer dans une chambre vaste, aérée, dont la température sera maintenue à 18° ou 20°. On n'y laissera pénétrer que les personnes qui doivent soigner le malade.

2° Coucher le petit malade dans un lit, à l'abri des courants d'air, enveloppé dans une grande chemise de flanelle qui dépassera les pieds et pourra être coulissée s'il s'agit d'un jeune enfant. Des coussins le maintiendront de temps en temps à demi assis, pour éviter les congestions pulmonaires passives. Les enfants au maillot seront de temps en temps pris dans les bras.

Bottes d'ouate et taffetas gommé.

Prendre matin et soir la température.

3° Donner toutes les deux heures, jour et nuit, excepté pendant le sommeil, une tasse de bouillon ou de lait, et le sein s'il s'agit d'un nourrisson. Après la chute de la fièvre, arriver progressivement à la nourriture d'avant la maladie, en commençant par les potages, laits de poule, œufs, crèmes, jus, gelées de viandes en nature ou dans du bouillon, etc.

4° Toutes les deux heures (dans l'intervalle des aliments liquides), donner une cuillerée à dessert ou à soupe, suivant l'âge, de la potion suivante :

℞ Acétate d'ammoniaque... 50 centigr. à 3 grammes.
  Sirop d'éther....................... 10 à 20   —
  Sirop de fleur d'oranger........... 15   —
  Eau de tilleul..................... 100   —

4° *bis*. Après l'apparition de l'éruption, remplacer la potion à l'acétate d'ammoniaque par la suivante, en y insistant d'autant moins que la toux sera moins intense :

℞ Julep gommeux................. 120 grammes.
  — Alcoolature de racines d'aconit.. V à X gouttes.
  Sirop de codéine............... 5 à 15 grammes.
  Sirop de tolu.................. 25 à 15   —
  Eau de laurier-cerise.......... 5 à 10   —

Et, s'il y a peu de toux, simplement tisane pectorale, sucrée avec du sucre de lait.

5° Cataplasmes sinapisés sur la poitrine, en avant et en arrière, matin et soir (s'il y a des accidents bronchopulmonaires autres que la bronchite qui accompagne la rougeole, les traiter comme il convient).

6° Assurer la propreté constante de la bouche, des narines, des yeux, des conduits auditifs, de la région ano-génitale à l'aide de lavages tièdes à l'eau boriquée à 3 ou 4 p. 100 (1). Si la langue indique de l'embarras d'estomac, donner un vomitif (souvent nécessité par le catarrhe bronchique et la toux intense) :

℞ Poudre d'ipéca........... 50 centigr. à 1 gramme.
  Sirop............................... 30 grammes.

Cuillerée à café de dix en dix minutes jusqu'à effet.

(1) Je fais badigeonner l'intérieur des narines plusieurs fois par jour avec de la vaseline boriquée ou salolée à 4 p. 30. M. Marfan fait mettre dans les narines des tampons imbibés d'huile au menthol (1 p. 30), qu'il fait renouveler toutes les quatre heures.

7° Lavement tous les jours s'il n'y a pas de garde-robes, respecter la diarrhée moyenne et, si elle devient trop fréquente, donner la potion :

℞ Salicylate de bismuth............... 1 à 2 grammes.
Benzoate de bismuth............... 2 à 4 —
Sirop de menthe...................)
Sirop de fleur d'oranger...........) āā 15 —
Julep gommeux.................... 120 —

8° Le malade étant guéri, désinfecter les objets et locaux contaminés, ainsi que l'enfant lui-même, qui sera baigné deux ou trois fois au moins avant de reprendre la vie en commun.

L'isolement ne sera, dans aucun cas, moindre de seize jours, à partir du début de l'éruption.

II. — *Rougeole maligne.*

1° Traitement comme pour I.

2° Combattre l'hyperthermie en donnant (si on peut vaincre la résistance des familles) des bains tièdes ou des bains progressivement refroidis, suivis d'emmaillotement dans une couverture de coton ou de laine.

Pour la technique des bains, Voir *Fièvre typhoïde.*

Scarlatine.

I. — *Scarlatine normale.*

1° Isoler l'enfant (quarante jours au moins, depuis l'apparition de l'éruption, dans les cas bénins) et le coucher, enveloppé dans une longue chemise de flanelle qui dépasse les pieds et qui sera coulissée s'il s'agit d'un bébé.

2° Donner toutes les deux heures une tasse, grande ou petite, de lait, et pas d'autre aliment jusqu'à la fin.

On pourra modifier le goût du lait avec du tilleul, de l'oranger, de la camomille, du sucre vanillé, etc. Plus tard, si l'enfant est fatigué du lait, donner des potages maigres à l'eau ou au lait, des œufs frais, en attendant de pouvoir revenir au régime commun, quand toute trace ou crainte d'albuminurie sera passée.

3° Satisfaire la soif avec de l'eau additionnée de sirop d'orgeat, de cerise, groseille, framboise, limons, etc., ou avec de la tisane de queues de cerises, d'orge, de chiendent, etc.

4° Pour favoriser l'éruption, potion par cuillerée à dessert ou à soupe de deux en deux heures :

℞ Acétate d'ammoniaque............ 1 à 3 grammes.
Sirop d'éther..................... } āā 15 —
Sirop de fleur d'oranger.......... }
Eau de tilleul.................... 120 —

A suspendre dès que l'éruption s'est faite.

5° Bain sinapisé ou bain simple pour faciliter l'éruption et, en tout cas, assurer l'asepsie.

6° Assurer l'asepsie buccale au moyen de gargarismes ou irrigations à l'eau boriquée (soigner les angines qui pourraient accompagner l'éruption), et l'asepsie de la région ano-génitale avec de l'eau bouillie, boriquée, saturée.

7° Recueillir en totalité les urines, qui seront examinées à chaque visite.

8° Bains tièdes à 35° (dès qu'on pourra vaincre la résistance des familles), avec les précautions désirables, et continuer deux fois par semaine.

9° Onctions sur tout le corps avec de la vaseline boriquée après chaque bain.

10° Désinfection des vêtements, du mobilier et de la chambre quand l'enfant est guéri et en état de reprendre la vie comme tout le monde.

II. — *Scarlatine anormale.*

1° Traitement général comme pour I.

2° Combattre l'excitation et le délire par des bains tièdes (30°, 25°).

3° Contre l'élévation excessive et persistante de la température : lotions d'eau froide, bains progressivement refroidis, de 35°, 30°, 25°, 20°, 18°, ou, enfin, bains froids de cinq minutes de durée, donnés toutes les trois ou quatre heures et enveloppement dans une couverture de coton.

4° Appliquer aux complications le traitement que comporte chacune d'elles.

(Voir les mots *Angine, Néphrite, Convulsions.*)

Sclérème des nouveau-nés.

1° Donner un bain chaud sinapisé.

2° Frictionner tout le corps rapidement avec une pièce de flanelle imbibée d'huile camphrée chaude et envelopper l'enfant dans de l'ouate chaude, puis le placer dans une couveuse.

3° Donner toutes les deux heures le sein ou quelques cuillerées à café de lait d'ânesse.

4° Dans l'intervalle de ces petits repas, donner par cuillerée à café la potion :

℞ Vin de Malaga...................... 20 grammes.
Sirop d'éther........................ 10   —
Eau distillée de menthe............. 30   —

Sclérose cérébrale.

I. — *Sclérose précédée d'irritation cérébrale,
ou résultant d'une infection.*

1° Si l'on est appelé dès le début, appliquer une
sangsue derrière chaque oreille ou un vésicatoire à la
nuque.

2° En même temps, vessie de glace sur la tête préala-
blement rasée.

3° Donner un lavement :

℞ Infusion de follicules de séné... 5 à 10 grammes.
 Eau...... ....,...... 200   —

Ajouter :

 Sulfate de soude................ 10 grammes.
 Miel de mercuriale............... 30   —

Et :

℞ Calomel............................ 10 centigr.
 Sucre de lait..... .... 5 grammes.

en dix paquets, un toutes les heures.

4° Quand le calomel a fait son effet, donner la potion :

℞ Bromure de potassium.......... .... 1 gramme.
 Sirop de fleur d'oranger............. 30 grammes.
 Eau de tilleul..,................... 90   —

Une cuillerée à café, à dessert ou à soupe de deux en
deux heures, suivant l'âge.

5° S'il y a de la fièvre, donner une dose de quinine

proportionnée à l'âge et des bains tièdes prolongés ·

6° A la période de déformation, massages, appareils orthopédiques et intervention chirurgicale, s'il y a lieu de vaincre certains pieds-bots (l'électricité ne m'a jamais rien donné de bon).

7° Saison à Néris ou à Bigorre, et jamais à la mer (J. Simon).

II. — *Sclérose cérébrale syphilitique.*

1° Frictions quotidiennes avec un cartouche d'onguent napolitain, de 2 grammes.

2° Potion par cuillerée à café de deux en deux heures (de deux à quatre ans), à dessert (de quatre à huit ans), à bouche, passé cet âge :

℞ Bromure de potassium............... 1 gramme.
Sirop d'écorce d'orange amère....... 30 grammes.
Eau distillée 90   —

3° Calomel comme pour 3° de I.

4° Associer le bromure à l'iodure s'il y a excitation ou si les attaques d'épilepsie se répètent.

Scrofule.

I. — *Enfant menacé.*

1º Donner au nouveau-né une nourrice saine, et diriger ses tétées et sa vie suivant les règles de l'allaitement normal.

2° Retarder le sevrage jusqu'à la sortie des canines, et ne l'opérer que si l'enfant est déjà fait à son nouveau régime, qui comprendra du bon lait stérilisé, du lait phosphaté naturel, des œufs, des bouillies au pain, à la biscotte, aux pâtes, fécules et farines usitées, le bouillon, les gelées et jus de viandes, le poisson, les purées de viandes, de volailles, de légumes secs ou frais, etc.

3º Tous les jours, un bain de feuilles de noyer, remplacé, deux fois par semaine, par un bain salé, mitigé de son ou d'amidon et de carbonate de soude, comme pour 3° de II.

4° Tous les matins, une friction alcoolique sur tout le corps avec un gant de flanelle et le mélange :

℞ Alcoolat de lavande...................................... ⎫
   Alcoolat de romarin...................................... ⎬ āā
   Alcoolat de Fioraventi................................... ⎭

5° L'enfant sera le plus possible tenu au dehors et tout à fait à la campagne, si cela se peut.

6° En été, séjour au bord de la mer.

II. — *Enfant scrofuleux.*

1° Donner au cours du premier déjeuner :

a) Pendant tout l'hiver, une cuillerée à dessert, à soupe et beaucoup plus (un verre à madère ou à bordeaux, si l'estomac la digère bien) d'huile de foie de morue.

b) Et, pendant la saison chaude, une cuillerée à dessert ou à soupe de sirop antiscorbutique, alterné, de quinze en quinze jours, avec du *sirop* iodo-tannique.

2° A midi et le soir, avant les deux repas, donner alternativement, de quinze en quinze jours, une des préparations suivantes :

a) Liqueur de Fowler, une à quatre gouttes dans un petit verre d'extrait de malt.

b) Sirop d'iodure de fer, une cuillerée à dessert ou à soupe.

c) ℞ Iodure de calcium.. .... 6 grammes.
    Eau de chaux...................... 50
    Eau distillée de menthe............. 100   —
                                     (Le Gendre.)

Une cuillerée à café dans un peu d'eau.

d) ℞ Phosphate de soude...............⎫ āā 5 grammes.
    Phosphate de potasse...............⎭
    Sirop de gentiane.................. 100   —
    Vin de quinquina au malaga....... 500   —

Une cuillerée à dessert ou à soupe.

3° Donner tous les deux jours un bain d'un quart d'heure, contenant :

2° Sel de cuisine....................... 1 kilogr.
Carbonate de soude............... 100 grammes.
Amidon........................... 250 —

4° Tous les jours, frictions sèches sur tout le corps avec le gant de flanelle et la mixture indiquée pour 4° de I.

5° Régime alimentaire comme pour I, en insistant sur les aliments gras et phosphatés.

6° Hygiène comme pour I, en insistant sur le séjour à la campagne et le traitement hydro-minéral approprié à chaque cas.

7° Traitement hydro-minéral (1).

a) Pour les scrofuleux simples, sans contre-indication au séjour des plages, hydrothérapie maritime froide, chaude, air de la mer.

b) Pour les scrofuleux nerveux, excitables : Salies, Salins ou Salins-lès-Moutiers.

c) Pour les scrofuleux avec rhumatismes : Bourbonne.

d) Scrofule avec état graisseux, pléthore abdominale : Brides.

e) Scrofule invétérée et tendance ulcérative : Challes et Barèges.

f) Scrofule avec dermatoses et inflammation des muqueuses (oreilles, nez, pharynx) : Uriage.

g) Scrofule avec arthritisme, herpétisme : Luchon, Aix-en-Savoie, La Bourboule.

h) Scrofule avec herpétisme seul : La Bourboule.

i) Scrofule et arthritis, avec inflammation chro-

(1) D'après J. Simon.

nique des voies aériennes : Cauterets, Saint-Honoré, Enghien, Pierrefonds.

j) Scrofule avec troubles des voies digestives et engorgement des organes abdominaux : Royat, Saint-Nectaire, Châtel-Guyon.

Spasmes de la glotte.

(Convulsions internes, asthme thymique, asthme de Kopp, phréno-glottisme.)

I. — *Accès.*

1° Appliquer des sinapismes ou des cataplasmes sinapisés au-devant du cœur et sur les membres.

2° Frictionner énergiquement tout le corps avec un morceau de flanelle imbibée de vinaigre chaud et asperger le visage avec de l'eau froide. Bottes d'ouate et taffetas gommé.

3° Faire respirer, sur un mouchoir, quelques gouttes d'éther ou de chloroforme.

4° S'il y a asphyxie apparente, tractions rythmées de la langue, selon la méthode de Laborde.

II. — *Entre les accès.*

1° Après l'accès, donner, trois fois par jour, une cuillerée à café de la potion :

℞ Bromure de potassium............ 1 gramme.
   Sirop d'éther.................. 20 grammes.
   Sirop de fleur d'oranger...... 40 —

2° Tous les jours, bain de tilleul.

3° Tous les jours, lavement simple, suivi de l'introduction du suppositoire :

℞ Beurre de cacao...................... 2 grammes.
Extrait de belladone................. 1 à 3 centigr.

4° Si l'enfant a plus de deux ans, donner pendant longtemps, le matin, une cuillerée d'huile de foie de morue, en hiver, et, en été, une dose égale de sirop antiscorbutique, en alternant avec du sirop iodo-tannique et plus tard avec du sirop d'iodure de fer.

5° Tétées réglées et courtes pour le nourrisson, repas réglés et peu copieux, en purées, pour l'enfant sevré.

6° Séjour à la campagne.

Stomatites.

I. — *Stomatite aphteuse.*

1° Laver la bouche des enfants avec de l'eau bouillie chaude : irrigations pour les petits, rinçages pour les grands.

2° Pour les petits, badigeonner, de deux heures en deux heures, avec :

℞ Salicylate de soude.. ....   4 grammes.
  Eau distillée........................   20   —

3° Pour les grands, rinçage avec :

℞ Infusion de feuilles de coca........   10 grammes.
  Eau..............................   Q. s. pour 1 litre.
  Acide salicylique..................   1 gramme.
  Alcool ....   Q. s. pour dissoudre.
  Glycérine.........................   100 grammes.

4° Toucher les ulcérations avec un crayon de nitrate d'argent pointu et, aussitôt après, y porter un tampon d'ouate hydrophile, trempé dans de l'eau salée.

5° S'il y a des cuissons pénibles qui gênent l'alimentation chez les enfants de plus de deux ans, toucher les aphtes avec un pinceau imbibé de :

℞ Chlorhydrate de cocaïne...............   10 centigr.
  Eau distillée.... ....   20 grammes.

6° Lait bouilli, ou mieux stérilisé, potages, laits ie poule, œufs, etc., en attendant que l'alimentation sd possible.

Comme prophylaxie, se souvenir que les aphtes viennent souvent du lait cru de vaches atteintes ce fièvre aphteuse (cocotte).

II. — *Stomatite crémeuse.* (Voir *Muguet.*)

III. — *Stomatite érythémateuse.*

1° Irrigation d'eau de Vichy tiède trois fois par jour.

2° Badigeonnage, de deux heures en deux heures, avec le collutoire suivant :

℞ Borate de soude...................... 4 grammes.
  Glycérine............................ 30   —

3° S'il y a décollement des gencives, toucher les points malades avec :

℞ Teinture d'iode..................... } āā 10 grammes.
  Glycérine........................... }

4° S'il y a des douleurs violentes chez les enfants de plus de deux ans, badigeonnage de la bouche avec la solution suivante :

℞ Chlorhydrate de cocaïne.............. 10 centigr.
  Eau distillée........................ 40 grammes.

5° Lait stérilisé, une tasse toutes les deux heures,

puis aliments liquides ou demi-liquides, jusqu'à ce que l'alimentation ordinaire soit possible.

IV. — *Stomatite grangreneuse.* (Voir *Noma.*)

V. — *Stomatite ulcéro-membraneuse.*

1° Potion par cuillerée à dessert, de deux heures en deux heures :

℞ Chlorate de potasse................. 1 à 3 grammes.
   Benzonaphtol....................... 2 —
   Julep gommeux .... 120 —

2° Lavages de la bouche; irrigations chez les petits, rinçages chez les grands avec :

℞ Chlorate de potasse.................. 4 grammes.
   Glycérine .... 50 —
   Eau bouillie......................... 1 litre.

3° Toucher chaque ulcération toutes les deux heures avec :

℞ Chlorate de potasse................. 4 grammes.
   Miel rosat........................... 30 —

4° Dans les cas rebelles, ajouter, soir et matin, un attouchement avec :

℞ Teinture d'iode...................... { āā 10 grammes.
   Glycérine...........................

5° Donner, toutes les deux heures, une tasse de lait additionné, une fois sur deux, d'un peu de bon café; un peu de malaga ou de champagne dans l'intervalle, coupé d'eau de Vals; du grog léger, etc. Si l'alimentation se fait mal, lavements de peptone.

Pendant la convalescence : œufs frais en laits de poule ou à la coque, pulpe de viande, gelées de viandes, etc.

6° Isolement.

Syphilis des nouveau-nés.

I. — *Syphilis héréditaire congénitale.*

1° Entourer le petit syphilitique, dès sa naissance, de précautions toutes particulières pour le garantir contre le refroidissement. S'il est né avant terme, on le mettra dans une couveuse, d'où il sera retiré pour les soins de toilette et les repas. Tout cela se passera devant le feu dans la saison froide.

2° En attendant que la mère puisse fournir assez de lait, donner toutes les deux heures une cuillerée à café, puis deux et plus, suivant les besoins de l'enfant, de lait d'ânesse. Si la mère ne peut pas ou ne veut pas nourrir, élever l'enfant directement au pis de l'ânesse pendant les deux ou trois premiers mois, puis au pis d'une chèvre ; donner au bébé une nourrice déjà syphilitique si on la trouve, mais ne pas exposer une nourrice saine à l'infection. Recourir au gavage si l'enfant est trop faible pour s'alimenter au sein ou autrement.

3° Donner avant chaque tétée ou prise de lait, dans une petite cuiller en bois ou en porcelaine, pleine de lait d'ânesse ou de lait de femme, une goutte de liqueur de Van Swieten. Commencer ainsi par dix à douze gouttes par jour et augmenter jusqu'à vingt ou trente gouttes.

4° En même temps, faire pendant trois semaines, tous les jours, une friction prolongée dans les aisselles, aux aines ou ailleurs, en changeant de place chaque fois, avec environ 1 gramme d'onguent napolitain. Ne pas essuyer, appliquer une feuille d'ouate. Le lendemain, laver au savon la partie frictionnée la veille et recommencer en un autre endroit.

5° Contre le coryza, injections avec précaution dans les narines avec une cuillerée de liqueur de Van Swieten pour quatre d'eau bouillie chaude, deux fois par jour (l'enfant aura la tête penchée en avant, pour éviter que le liquide ne soit avalé).

6° Contre les accidents cutanés, donner deux fois par semaine un petit bain avec :

℞ Sublimé...........................	50 centigr.
Alcool.............................	10 grammes.

Pour 20 à 30 litres d'eau chaude à 35°.

7° Saupoudrer les plaques muqueuses avec du calomel et les excoriations de la peau avec le mélange :

℞ Calomel...........................	10 grammes.
Poudre d'amidon....................	200 —

8° Sur les condylomes exubérants, appliquer de petits emplâtres de Vigo.

9° Cautériser les ulcérations avec le nitrate d'argent.

10° Vers le quatrième mois, remplacer la liqueur de Van Swieten par un quart ou une demi-cuillerée à café (vingt à quarante gouttes) de sirop de Gibert, en augmentant ou diminuant suivant la marche des accidents.

(gommes, ulcères, scléroses des téguments et des viscères). Le traitement sera suspendu quand les accidents cesseront, puis repris dès qu'ils reviendront et, en tout cas, de loin en loin, pour assurer la guérison, une petite cure mixte est nécessaire.

II. — *Syphilis héréditaire tardive.*

1° Donner avant les deux repas principaux une cuillerée à café ou à dessert (suivant l'âge) du sirop :

℞ Iodure de potassium.................. 5 grammes.
   Sirop de gentiane.................... 250 —

2° Soigner les accidents tertiaires comme chez les adultes (1).

(1) Voici les doses de ces médicaments qui conviennent dans l'enfance :

Pour la liqueur de Van Swieten :

De la naissance à 2 ans.........	XII à L gouttes.
De 2 à 3 ans.....................	L à LX —
De 3 à 7 ans	LX à C —
De 7 à 10 ans...................	1 à 2 cuillerées à café.
De 10 à 12 ans..................	2 à 3 —
A 12 ans et au-dessus...........	3 à 4 —

Pour le sirop de Gibert :

De 4 à 6 mois...................	1/4 cuillerée à café.
De 6 mois à 1 an...............	1/2 —
De 1 à 2 ans...	1 —
De 2 à 3 ans...................	1 cuillerée 1/2.
De 3 à 5 ans...................	2 cuillerées.
De 5 à 7 ans	3 —
De 7 à 10 ans.................	4 —

En cas de diarrhée persistante, suspendre l'administration du mercure à l'intérieur et le remplacer par les frictions mercurielles, en donnant les antidiarrhéiques (J. Simon).

3° Combattre le scrofulate de vérole en donnant :

Le matin, une cuillerée à dessert ou à soupe de sirop iodo-tannique en été et d'huile de foie de morue en hiver. Eaux chlorurées sodiques fortes de Salies, de Salins, bord de la mer. Eaux d'Aulus, contre les manifestations ulcéreuses. Contre les manifestations héréditaires tertiaires périostiques, osseuses, on conseillera les eaux iodurées de Challes, Saxon, Heilbrunn, Wildegg, Krankenheil.

Contre la cachexie syphilitique les eaux sulfureuses de Cauterets, Luchon, Aix, Barèges, Uriage, Aix-la-Chapelle, Baden, Schinznach.

Chez les arthritiques, les anémiques : la Bourboule.

Teigne tondante. Trichophytie (1).

1° Couper les cheveux ras.

2° Laver la tête avec de l'eau chaude et du savon, tous
les jours.

(1) Il ne faut pas oublier que le traitement comprend, avant
tout, les soins généraux destinés à modifier le terrain sur lequel
se produit la trichophytie : c'est le lymphatisme.

Traitement de Besnier.

1° Épiler autour des plaques.

2° Laver la tête tous les matins avec de l'eau boriquée chaude
à 1 p. 200, additionnée de savon dans la proportion convenable,
d'après l'irritation du cuir chevelu.

3° Tous les soirs, frictionner les points malades avec :

    Acétate ou sulfate de cuivre.......... 50 centigr. à 1 gramme.

℞ Vaseline............................. 100 grammes.

Surveiller le malade, de façon à n'avoir jamais de dermite; si le
cuir chevelu a de la tendance à s'enflammer, se borner à des onctions avec :

℞ Acide borique .... 1 gramme.

  Vaseline................................ 20 grammes.

Traitement de Brocq.

1° Épilation autour des plaques.

2° Matin et soir, lotion avec :

℞ Sublimé............................... 1 gramme.

  Glycérine.............................. 100 grammes.

  Eau................................... 400   —

Augmenter ou diminuer la dose de sublimé suivant la tolérance
du cuir chevelu.

3° Matin et soir frictionner les plaques malades, en dépassant
leur bord, avec :

℞ Turbith minéral...................... 1 à 2 grammes.

  Vaseline.............................. 10   —

  Lanoline 30   —

Savonner la tête toutes les fois qu'il est nécessaire.

3° Épilation autour des plaques.

4° Après l'épilation, lotions sur les parties épilées avec :

℞ Sublimé	1	gramme.
Alcool	50	grammes.
Eau distillée	300	—

5° Après la lotion, appliquer la pommade :

℞ Turbith	2	grammes.
Vaseline	} āā 20	—
Lanoline		

Dans les cas rebelles, badigeonnages iodés tous les deux jours.

Dans les cas où l'irritation est trop forte, remplacer cette pommade par de la vaseline boriquée.

6° Donner en hiver de l'huile de foie de morue à chaque repas. En été, du sirop d'iodure de fer, alterné avec du sirop iodo-tannique de quinze en quinze jours.

7° Séjour à la campagne ou au bord de la mer dans la bonne saison.

8° Isoler le teigneux, qui aura constamment la tête couverte et ne se servira que de brosses et de coiffures à lui. Après guérison, tous les objets qui lui auront servi seront désinfectés ou détruits.

Tétanie. Tétanos intermittent.

I. --- *Enfants en bas âge.*

1° Donner un grand bain tiède d'une demi-heure à une heure de durée, qui sera renouvelé deux fois par jour, et plus si besoin est.

2° Dans l'intervalle, appliquer des ventouses sèches le long de la colonne vertébrale.

3° Frictions sur les membres contracturés avec :

℞ Baume tranquille................ 60 grammes.
Chloroforme..................... } āā 10 —
Laudanum de Sydenham......... }

4° Potion par cuillerée à café de demi-heure en demi-heure :

℞ Bromure de potassium............. 50 centigr.
Sirop de chloral................... 5 grammes.
Sirop de fleur d'oranger... .... 20 —
Eau de tilleul..................... 90 —

Ou lavement :

℞ Hydrate de chloral.......... 20 à 40 centigr.
Laudanum de Sydenhma.... 1/2 goutte à I goutte.
Eau distillée .... 30 grammes.

5° Inhalations de quelques gouttes de chloroforme sur une compresse.

6° Lavement simple ou glycériné.

7° Régler les tétées, plus tard les repas : aliments en purée et de digestion aisée.

II. — *Enfants du second âge.*

1° Traitement comme pour 1°, 2°, 3° de I.

2° Injection sous-cutanée de deux à cinq gouttes d'une solution de morphine à 1 p. 200, à répéter s'il y a lieu.

3° Potion par cuillerée à dessert d'heure en heure :

℞ Antipyrine...................... 1 à 2 grammes.
Sirop de fleur d'oranger.......... 30 —
Eau de tilleul.................... 90 —

4° Si petite fille approchant de la puberté :

Bains de pieds et de siège chauds pour solliciter l'apparition du flux menstruel.

Tétanos des nouveau-nés.

1° Lavement :

    ℞ Hydrate de chloral............... 5 à 15 centigr.
    Dans lait......................... 30 grammes.

Répété matin et soir, ou plus s'il le faut.

2° S'il n'y a pas de détente après deux ou trois lavements, faire une injection sous-cutanée avec dix gouttes de la solution :

    ℞ Extrait de fève de Calabar.......... 5 centigr.
    Eau distillée...................... 10 grammes.

Et, s'il y a sédation, recommencer dès l'apparition des convulsions toniques.

3° Alimentation par le nez, au moyen de la sonde.

4° Coucher l'enfant dans une chambre obscure; silence absolu.

5° Isoler le nouveau-né atteint de tétanos dans une maternité ou un hôpital, et panser antiseptiquement la plaie ombilicale des autres enfants.

Torticolis rhumatismal.

1° Donner la potion par cuillerée à dessert, de deux em deux heures :

℞ Salicylate de soude................ 2 à 4 grammes.
  Sirop d'écorce d'orange amère.....   30   —
  Eau distillée.....................   90   —

2° Matin et soir, onction sur le cou avec :

℞ Baume tranquille...............   10 grammes.
  Chloroforme..................... ⎰ ãã 100   —
  Laudanum de Sydenham....... ⎱

3° Ouate chaude et une grosse serviette roulée em cravate qui maintienne solidement le cou.

4° Toutes les deux heures, une tasse de lait coupé d'un quart d'eau de Vittel ou de Contrexéville.

5° Traitement de l'arthritisme (Voir ce mot).

Tuberculose pulmonaire.

I. — *Enfant simplement menacé.*

1° Soustraire, dès que possible, cet enfant à tout foyer de contagion, l'arracher à la vie confinée des villes, à l'internat, au surmenage scolaire, et dès sa naissance le faire vivre dans les meilleures conditions d'hygiène, le plus possible au grand air, au soleil et au bord de la mer pendant la bonne saison (1).

2° Diriger son régime pour fortifier sa constitution ; dès la naissance, il aura une bonne et vigoureuse nourrice ou en tout cas du lait stérilisé, et il ne sera pas sevré avant la sortie des canines; vers six mois, ajouter à son régime les purées féculentes, les soupes à la biscotte, au pain, cuites longtemps et passées. De neuf mois à un an, on ajoutera une moitié, puis un jaune d'œuf à la petite soupe, puis du jus de viande, et, vers quinze mois, de la pulpe de viande crue ou à peine cuite. Plus tard, des œufs, du beurre, de la viande, du

(1) M. le Dʳ Marfan, qui, dans une leçon clinique reproduite par la *Semaine médicale* (21 décembre 1892) sur la tuberculose généralisée chronique des nourrissons et des enfants du premier age, a montré la fréquence de cette maladie, veut qu'on envoie les petits enfants qui en sont atteints ou menacés au bord de la mer, non pour les baigner, mais pour leur faire respirer l'air marin.

poisson, du bon pain, des purées de haricots, lentilles, si nourrissants et riches en phosphates, etc.

3° Éviter à un tel enfant les troubles digestifs qui
pourraient mettre en question sa nutrition. L'anémie,
le lymphatisme, les dermatoses ulcéreuses et les maladies accidentelles, surtout celles qui s'accompagnent
de toux, seront l'objet d'une sollicitude particulière et
la convalescence de toute affection un peu longue ou
sérieuse se fera à la campagne ou au bord de la mer.

4° Toute manifestation suspecte de tuberculose
locale sera combattue par le traitement spécial que
comporte chacune d'elles, et par un traitement général
ayant en vue de fortifier la santé et d'atteindre le mal
dès sa naissance. C'est alors qu'est indiquée une saison
aux eaux chlorurées sodiques ou aux eaux arsénicales :
Salies-de-Béarn ou Salins, d'une part, La Bourboule,
d'autre part, sans préjudice du séjour au bord de la
mer.

5° Préserver l'enfant des refroidissements, non en le
calfeutrant à la maison, mais en l'endurcissant contre
les variations de température au moyen de frictions au
gant de flanelle tous les matins avec le liniment suivant :

>̵ Alcoolat de lavande.................)
   Alcoolat de romarin .... } āā 100 grammes.
   Baume de Fioraventi ....)

Et en l'entraînant à l'hydrothérapie froide par une
transition ménagée, ainsi qu'aux exercices et aux jeux
qui développent la poitrine et les muscles.

6° Si l'enfant s'enrhume aisément, il devra aller
passer l'hiver dans le Midi. S'il est susceptible d'être

fortifié sans danger par la cure d'air, on l'enverra faire un séjour prolongé à Davoz, Saint-Moritz, etc.

II. — *Tuberculose aiguë* (granulie).

(Fréquente dans la première enfance.)

1° Tenir l'enfant au lit, avec bottes d'ouate et taffetas gommé, dans une chambre convenablement chauffée et ventilée comme pour une broncho-pneumonie (Voir ce mot).

2° Appliquer matin et soir de grands cataplasmes sinapisés sur la poitrine, en avant et en arrière; au besoin, bain sinapisé, ventouses sèches.

3° Toutes les deux heures, lait stérilisé pur ou additionné, si on doit en changer un peu le goût pour un enfant qui s'en fatigue, de quelques gouttes de kirsch, cognac, rhum, d'une pincée de poudre de chocolat, d'un peu de café noir, de bouillon, etc.

4° Toutes les deux heures, dans l'intervalle, donner une cuillerée à café de la potion :

℞ Iodure de potassium.......... 20 à 60 centigr.
   Julep gommeux................   90 grammes.

5° Matin et soir, un suppositoire selon la formule :

℞ Chlorhydro-sulfate de quinine. 10 à 20 centigr.
   Beurre de cacao ....   2 grammes.

6° En permanence, émanations dans un plat à œufs, au-dessus d'une veilleuse, de goudron auquel on ajoutera une cuillerée à café ou à dessert de créosote.

7° Si la fièvre tombe et que l'état aigu fasse place à

l'état subaigu ou chronique, faire le traitement de la tuberculose chronique.

III. — *Tuberculose chronique généralisée.*
Enfant sans fièvre ni diarrhée, avec un bon tube digestif.

1° Envoyer l'enfant du premier âge, comme l'enfant déjà grand et l'adolescent, à la campagne ou au bord de la mer si c'est l'été, ou dans un sanatorium si c'es l'hiver (Le Canigou, Leysin, Falkenstein), sous la surveillance d'un médecin.

2° Alimentation comme pour I.

Suralimentation avec du lait, des œufs, des viandes, du poisson, du beurre, du chocolat, etc., en variant pour ne pas lasser l'estomac.

3° Donner le matin, en hiver, une à deux cuillerées à dessert ou à soupe d'huile de foie de morue créosotée, qui sera remplacée, en été, par la même quantité de glycérine créosotée.

4° A midi, pendant quinze jours, donner, si l'enfant peut avaler les pilules, un granule d'arséniate de fer à 1 milligramme, sinon une cuillerée à café de la solution suivante dans un verre à madère ou à bordeaux d'extrait de malt :

℞ Arséniate de soude .... 5 centigr.
Eau distillée .... 500 grammes.

Pendant les quinze jours suivants, une cuillerée à café, à dessert ou à soupe de sirop de chlorhydrophosphate de chaux ou d'hypophosphites composés, dans une tasse de lait, ou dans un peu d'eau.

5° Le soir, pas de médicaments aux petits enfants, et aux grands une cuillerée à soupe ou deux de poudre de viande dans du lait ou dans un potage.

6° La nuit, mettre en permanence dans la chambre au-dessus d'une veilleuse un plat à œufs contenant du goudron de Norwège et une cuillerée à café ou à dessert de créosote, de goudron de bois.

7° Badigeonnages iodés sur la poitrine, alternativement en avant et en arrière, tous les jours ou tous les deux jours. Pointes de feu pour les enfants grands, une à deux fois par semaine.

8° Soins d'hygiène comme pour I.

9° De trois à dix ans, saison au Mont-Dore, Allevard.

De dix à quinze ans, à Eaux-Bonnes ou à Cauterets, à La Bourboule et cesser toute médication pendant un à deux mois après la cure thermale (1).

IV. — Tuberculose chronique avec poussées aiguës,
fièvre, mauvais estomac, diarrhée.

1° Réduire l'alimentation à un petit volume, en augmentant le plus possible ses qualités nutritives : lait, pulpe et poudres, de viandes, œufs frais, etc.

2° Avant les repas, donner, dans un peu d'eau, huit à dix gouttes du mélange :

℞ Teinture de noix vomique.......... 2 grammes.
Teinture de gentiane.............. ⎱
Teinture de colombo.............. ⎰ aa 5 —
Élixir parégorique................ 10 —

(1) J. Simon.

En alternant de quinze en quinze jours avec une cuillerée à dessert ou à soupe de vin créosoté, donnée dans un quart de verre d'eau.

3° Matin et soir, le lavement suivant, après un premier lavement de lavage :

℞ Créosote............................ 50 centigr.
Huile d'amandes douces............ 20 grammes.

Verser lentement et en agitant l'huile dans la créosote. Émulsionner avec :

℞ Jaune d'œuf........................ N° 1.
Diluer dans eau................... 60 à 100 grammes.

Si ce lavement n'est pas gardé ainsi, on y ajoutera une goutte de laudanum de Sydenham.

4° Pendant la diarrhée, donner la potion suivante :

℞ Salicylate de bismuth............. 2 à 4 grammes.
Laudanum de Sydenham.......... I à III gouttes.
Sirop de menthe.................. 30 grammes.
Julep gommeux................... 120 —

Par cuillerée à dessert ou à soupe, de deux en deux heures.

5° Contre la fièvre, donner avant les repas un des cachets :

℞ Chlorhydro-sulfate de quinine.... 10 à 20 centigr.
Antipyrine....................... 20 à 30 —

Pour un cachet. Deux à trois par jour.

6° Appliquer, matin et soir, des ventouses sèches ou des cataplasmes sinapisés sur la poitrine, devant et derrière, une ou plusieurs mouches successives, de la teinture d'iode, des pointes de feu aux points qui sont le siège des poussées congestives.

7° Tant que durera la fièvre, laisser l'enfant à la chambre, qui sera convenablement chauffée, aérée autant que possible, et, dès qu'il n'y aura plus de fièvre, lui faire respirer l'air du dehors, là où il est, si le temps le permet, sinon dans le Midi. Le placer, d'ailleurs, dans les conditions d'hygiène les plus favorables, comme pour I.

V. — *Tuberculose avec toux fréquente et hémoptysies.*
(Puberté, adolescence.)

1° Suspendre toute autre alimentation et mettre l'enfant au lait glacé, lui faire garder le repos absolu au lit, sa chambre étant convenablement aérée.

2° Potion par cuillerée à dessert, de deux en deux heures, dans l'intervalle des aliments :

℞ Ergotine..................... 50 centigr. à 1 gramme.
 Sirop de pavots blancs........ 10 à 15 grammes.
 Sirop de tolu................. 15 —
 Julep gommeux................. 120 —

Ou injection sous-cutanée, matin et soir, de deux à six gouttes d'ergotine.

3° Cataplasmes sinapisés trois fois par jour sur les membres. Envelopper les pieds d'ouate et taffetas gommé. Couvrir la poitrine de ventouses sèches.

4° Après l'hémorragie, reprendre le traitement en cours.

VI. — *Tuberculose à la période d'hecticité.*

1° Soutenir les forces avec lait, œufs, pulpe de viande

crue, roulée en boulettes, dans du sucre, poudre de viande, etc., et, s'il y a anorexie, gavage avec la sonde : poudre de viande délayée dans du lait.

2° Avant le déjeuner et le dîner, un cachet :

~ Chlorhydro-sulfate de quinine......... 20 centigr.
   Antipyrine.............................. 40   —

3° Le soir, au moment du sommeil (contre la sueur), en un cachet, ou dans du lait :

~ Agaric blanc..................... 10 à 15 centigr.

Ou une pilule d'*un quart de milligramme* de sulfate neutre d'atropine au-dessus de cinq ans.

4° Inhalations d'oxygène en lâchant, toutes les trois heures, 2 à 3 litres de ce gaz dans le voisinage du malade.

5° La nuit, émanations de goudron et créosote comme dans les autres cas.

6° Combattre la diarrhée comme pour 4° de IV.

7° Recueillir les crachats dans un vase contenant de la solution de sublimé à 1 p. 500.

Typhlite et Pérityphlite.

I. — *Engouement stercoral.*

(Constipation, météorisme, boudin cylindrique, sans fièvre ni vomissement.)

1° Donner un grand bain tiède.

2° Lavement ou plutôt irrigation d'eau de guimauve boratée tiède (2 à 4 gr. de borax pour 500 gr. d'eau) sous pression, additionnée de deux à trois cuillerées de glycérine. A renouveler de deux en deux heures jusqu'à effet.

3° Lorsque la désobstruction est commencée, donner :

℞ Huile de ricin................. 10 à 20 grammes.

4° Diète hydrique, puis bouillon dégraissé, café au lait, etc.

5° Traitement de la constipation (Voir ce mot).

II. — *Typhlite.*

(Mêmes symptômes, mais empâtement diffus et non plus cylindroïde, *fièvre* et *nausées*.)

1° Irrigations comme pour I.

2° Appliquer au point d'où partent les douleurs deux à quatre sangsues suivant l'âge et la force de l'enfant.

3° Donner toutes les heures une des pilules suivantes :

℥ Extrait d'opium....................... ⎱
Extrait de belladone................. ⎰   āā 5 centigr.

En dix ou vingt pilules, suivant l'âge.

4° Diète, puis lait quand la fièvre a disparu et que le mieux se décide, et n'arriver que par degrés à une alimentation substantielle.

III. — *Typhlite à rechute.*

Avec périlyphlite adhésive et exsudative.

1° Irrigations comme pour I et II.

2° Donner le soir une ou deux pilules :

℥ Podophyllin .... ⎱
Poudre de belladone............. ⎰   āā 10 centigr.

Pour vingt pilules.

3° Aliments en purée.

4° Badigeonnages iodés tous les deux jours. Pointes de feu tous les huit ou dix jours.

IV. — *Typhlite avec foyer de périlyphlite ou de péritonite suppurée.*

Intervention chirurgicale.

Urticaire.

I. — *Poussée d'urticaire.*

1° Donner un bain d'amidon, additionné, pour un nouveau-né, d'un verre de vinaigre ; pour un enfant du second âge, d'un demi-litre ou plus.

2° Sécher la peau sans frotter et la couvrir de la poudre composée suivante :

℞ Oxyde de zinc...................... 20 grammes.
   Talc.............................. 80   —
   Amidon............................ 100   —

3° Ne mettre directement sur la peau que du linge fin, demi-usé et, dans les cas rebelles, emmaillotement d'ouate hermétique contre le prurit.

II. — *Urticaire avec fièvre et embarras d'estomac.* (Deuxième enfance, adolescence.)

1° Donner un vomitif :

℞ Poudre d'ipéca.......... 50 centigr. à 1 gramme.

En trois paquets ou cachets, de cinq en cinq minutes, dans un quart de verre d'eau tiède.

2° Le lendemain :

℞ Huile de ricin................ 15 à 30 grammes.

3° Régime lacté exclusif jusqu'au retour de l'appétit.

III. — *Urticaire chronique.*

1° Traitement externe comme pour I.

2° Régime sévère de la nourrice, s'il s'agit d'un nouveau-né; de l'enfant, s'il est déjà admis à manger de tout : supprimer les soupes de gruau d'avoine, les viandes fumées et les salaisons, le gibier, le poisson de mer, les moules, huîtres, coquillages, les choux, les choux-fleurs, choucroute, ail, oignons, asperges, champignons, fromages fermentés, fraises, framboises, groseilles, noix, vin, café, thé.

3° Combattre la constipation en donnant avant les repas, dans un peu d'eau sucrée, une demi-cuillerée à café ou plus de la poudre composée suivante :

℞ Soufre sublimé................... ⎫
   Crème de tartre................. ⎬ ãã 20 grammes.
   Magnésie....................... ⎭
   Essence d'anis................. 1 gramme.

4° Donner, au cours du repas, pour un enfant de huit à quinze ans, un granule d'arséniate de fer de 1 milligramme, alternant tous les quinze jours avec dix gouttes de la mixture suivante :

℞ Teinture de belladone........... ⎫
   Teinture de gentiane............ ⎬ ãã 10 grammes.

5° En boisson : extrait de malt, coupé d'eau de Vals, Vichy, etc., du lait.

6° Éviter toute irritation cutanée externe par les

vêtements, ceinture, corset, jarretières, etc., ou interne, par les médicaments connus pour produire cette affection chez les prédisposés : antipyrine, chloral, térébenthine, etc.

7° Saison à la Bourboule pour les enfants grands et les adolescents.

Vaginite et vulvo-vaginite.

1° Laver la vulve, trois ou quatre fois par jour, avec de l'eau de feuilles de noyer, additionnée, par litre, de 30 grammes d'acide borique, à l'aide d'un morceau d'ouate hydrophile, jeté chaque fois.

2° Saupoudrer avec :

℞ Acide borique porphyrisé........ } āā 50 grammes.
   Talc............................ }

3° S'il y a propagation au vagin, faire avec précaution, au moyen d'une petite sonde en gomme, adaptée à une poire, des irrigations vaginales avec la solution de sublimé obtenue en mettant dans un litre d'eau bouillie un des paquets :

℞ Sublimé corrosif................... 20 centigr.
   Acide tartrique.................... 1 gramme.
   Rouge de Bordeaux (pour colorer)... Q. s.

4° Introduire et laisser en place un crayon au salol.

5° Pour une petite fille anémique, donner avant les repas, dans un petit verre d'extrait de malt, une à deux gouttes de liqueur de Fowler, en alternant, de quinze en quinze jours, avec cinq à dix gouttes de teinture de mars tartarisée.

6° Pour une enfant entachée de lymphatisme, ajouter, le matin, une cuillerée à dessert de sirop iodo-tannique, alterné avec une dose d'huile de foie de morue, proportionnée à l'âge et aux facultés digestives de l'enfant.

7° Alimentation substantielle, vie au grand air.

8° Bain salé tous les deux jours pendant quinze jours, et pendant les quinze jours suivants bains sulfureux tous les deux jours.

9° Combattre le lymphatisme ou l'arthritisme par les moyens appropriés (Voir ces mots).

Variole.

I. — *Variole discrète.*

1° Isolement rigoureux dans une pièce vaste et aérée d'où on exclura tout le monde, sauf la garde, qui n'aura de rapport avec personne et qui sera elle-même vaccinée et revaccinée. L'isolement durera quarante jours.

2° Favoriser l'éruption en donnant la potion suivante par cuillerée à café, de demi-heure en demi-heure :

℞ Acétate d'ammoniaque............ 1 à 3 grammes.
Sirop d'éther .... } āā 15 —
Sirop de fleur d'oranger.......... }
Eau de tilleul.................... 90 —

3° Toutes les deux heures, sauf sommeil, donner une tasse de lait.

4° L'enfant boira à sa soif de l'eau rougie légère, de l'eau aromatisée et édulcorée avec sirop de limons, de groseille, framboise, etc.

5° Lavages boriqués de la bouche avant les boissons ou aliments ; gargarismes (1).

6° Veiller à la régularité des évacuations ; au besoin, recourir aux lavements, aux laxatifs légers ou, au contraire, au bismuth, s'il y a diarrhée.

(1) Le docteur Saint-Philippe emploie le suivant :
Eau de chaux...................... 500 grammes.
Hydrate de chloral................. } āā 10 —
Teinture d'eucalyptus. .... }

7° Bains tièdes à 35°, de dix minutes de durée, tous les jours ou tous les deux jours, pendant la période de suppuration et de dessiccation ; y ajouter 1 à 10 grammes de sublimé dissous dans l'alcool.

Dès le début de la maladie, donner un premier bain au sublimé pour l'asepsie (1).

8° Pendant les quatre premiers jours, étendre sur le visage, sauf les paupières, le mélange suivant :

    2 Bichlorure d'hydrargyre............   50 centigr.
    Traumaticine.......................   50 grammes.

Renouveler cette espèce de vernis à mesure que les anciennes couches se sèchent et s'écaillent. Toucher chaque pustule des bords des paupières avec un bâton de nitrate d'argent pointu.

9° Sur les paupières, maintenir en permanence des compresses de solution de sublimé à 1 p. 1000.

10° Le petit malade sera levé quand la dessiccation sera complète et que commencera la chute des croûtes. Il ne quittera la chambre qu'après leur chute complète.

11° Détruire par le feu, désinfecter tout ce qui a touché le malade.

12° Désinfecter complètement la chambre.

II. — *Variole confluente.*

(A peu près toujours mortelle chez l'enfant non vacciné.)

1° Traitement comme pour I.

(1) Pour ces bains, se souvenir qu'il faut une baignoire en bois ou en fonte émaillée.

2° Contre l'agitation :

Potion par cuillerée à dessert ou à soupe, d'heure en heure :

2′ Sirop d'éther....................	15 à 25	grammes.
Sirop diacode....................	5 à 10	—
Eau de tilleul....................	120	—

3° Contre l'hyperthermie de l'invasion : bains tièdes, bains frais, lotions froides, suivis d'enveloppement, et, pendant la période de dessiccation, bains tièdes comme pour I. Surveiller l'apparition des complications et soigner chacune d'elles : *myocardite, broncho-pneumonie, diarrhée.*

4° Isolement et désinfection comme pour I.

Végétations adénoïdes.

(Hypertrophie des follicules clos du naso-pharynx.)

1° Donner le matin, pendant la saison froide, de l'huile de foie de morue, autant que l'enfant en pourra supporter (verre à liqueur, à madère, à bordeaux), et, en été, une cuillerée à dessert ou à soupe de sirop antiscorbutique, alterné, de quinze en quinze jours, avec du sirop d'iodure de fer.

2° Donner à midi, alternativement de quinze en quinze jours, la liqueur de Fowler (une à trois gouttes) et le phosphate de chaux en poudre, d'une puisette à sel à une demi-cuillerée à café, dans un peu d'eau.

3° Alimentation substantielle à base de bon lait, œufs, crèmes, purées de viandes et de légumes, et, pour un enfant grand, admis à la table commune, faire un choix des aliments les plus simples, tout à la fois nourrissants et digestibles.

4° Combattre la constipation et donner tous les soins aux maux de gorge, d'oreilles, d'yeux, aux rhumes et surtout au catarrhe naso-pharyngien.

5° Intervention chirurgicale, s'il y a lieu de détruire les végétations, par l'instrument tranchant ou la cautérisation ignée.

Vers intestinaux.

I. — *Ascarides lombricoïdes.*

(Vers cylindriques, ressemblant aux vers de terre ; seconde enfance.)

1° Donner le soir, au moment du coucher :

a) Deux pastilles de santonine (soit 5 centigrammes du médicament), de deux à cinq ans.

Quatre pastilles (soit 10 centigrammes) jusqu'à dix ans.

Six pastilles (soit 15 centigrammes) jusqu' à quinze ans.

Ou :

b) Semen-contra, 1 à 2 grammes, dans un peu de miel ou de confiture, le matin à jeun.

2° Donner le lendemain matin :

a) ℞ Calomel...................... } āā 10 à 30 centigr.
Scammonée ....

Suivant l'âge.

Ou :

b) ℞ Huile de ricin................ 10 à 30 grammes.

II. — *Oxyures vermiculaires.*

(Se souvenir pour le succès du traitement que ces petits vers cylindriques habitent la dernière partie du gros intestin, le rectum.)

1º Donner pendant une dizaine de jours, le matin au réveil, un lavement fait avec une infusion de plantes aromatiques (absinthe, pyrèthre, fenouil, anis) et une ou deux cuillerées à soupe de glycérine.

2º Le soir, au moment du coucher, introduire dans le rectum un petit suppositoire s. l. f. :

℞ Calomel................................ 10 centigr.
Beurre de cacao .... 2 grammes.

Faire une onction au pourtour et jusque dans l'anus avec gros comme un pois d'onguent napolitain.

III. — *Tœnia et bothriocéphale.*

1º Laisser l'enfant à la diète lactée le soir qui précède l'administration du médicament.

2º Je commence par donner un médicament qui au moins est inoffensif et souvent suffisant :

℞ Semences de courges mondées.. 30 à 60 grammes.
Triturez avec sucre de lait........... 30   —

En trois fois, de dix en dix minutes :
Puis une heure après je donne :

℞ Huile de ricin.................... 10 à 20 grammes.

Si le moyen ne réussit pas, je donne, comme le Dr R. Blache, le matin, en deux fois, à jeun :

℞ Extrait de fougère mâle............. 2 grammes.
Huile de ricin.................... 15   —
Sirop de menthe.................. 20   —

3º L'enfant, gardé au lit pour éviter le vertige dû au tœnifuge, ira sur un vase rempli aux trois quarts d'eau tiède, afin que le tœnia reste entier, s'il est expulsé.

4° Si le ver n'a pas été rendu, on recommencera avec un autre tœnifuge après quelques jours ; si la tête seule est restée, on attendra deux ou trois mois, afin que le ver ait pu se reformer.

Zona (1).

(Seconde enfance, adolescence.)

1° Potion par cuillerée de dessert, de deux en deux heures :

℞ Antipyrine.............. 50 centigr. à 1 gramme.
Sirop d'écorce d'orange amère....... 30 grammes.
Eau distillée..................... 90 —

À la fois contre la fièvre et la douleur.

2° Purger l'enfant avec :

℞ Huile de ricin............ } āā 10 à 25 grammes.
Sirop d'orgeat............ }

3° a) Si l'on est appelé dès le début, badigeonnage avec collodion élastique.

b) Si plus tard, poudrer avec

℞ Salicylate de bismuth............ 10 grammes.
Oxyde de zinc.................... 20 —
Talc........................... 30 —
Amidon......................... 40 —

Mêlez.

Ouate par-dessus.

(1) Plus bénin chez l'enfant ou l'adolescent que chez l'adulte et sans suite. Il y a plutôt des démangeaisons que de véritables douleurs de névrite, dans l'immense majorité des cas.

c) A la fin (dessiccation des croûtes), panser avec :

℞ Acide borique.......................... 4 grammes.
Vaseline............................. 30 —

et ouate hydrophile aseptique.

APPENDICE

TABLEAU POSOLOGIQUE (1)

Doses limites approximatives par vingt-quatre heures.

	1 à 2 ans.	3 à 5 ans.	5 à 10 ans.
Aconit (alcoolature de racines).....	II à V gouttes.	VI à X gouttes.	X à XV gouttes.
Acétate de potasse................	1 à 2 gr.	2 à 3 gr.	3 à 5 gr.
Acétate d'ammoniaque.............	50 centig. à 1 gr.	1 à 2 gr.	2 à 3 gr.
Acide chlorhydrique officinal.......	II à IV gouttes.	IV à X gouttes.	X à XX gouttes.
Acide gallique....................	5 à 10 centigr.	10 à 25 centigr.	50 à 75 centigr.
Acide lactique....................	2 à 4 gr.	4 à 10 gr.	10 à 15 gr.
Alcool...........................	15 à 30 gr.	30 à 50 gr.	50 à 100 gr.
Antipyrine.......................	15 à 25 centigr.	50 cent. à 2 gr.	1 gr. 50 à 5 gr.
Antimoine (oxyde blanc)..........		25 à 50 centigr.	50 cent. à 1 gr.
Argent (nitrate)..................	5 milligr.	1 à 2 centigr.	2 à 3 centigr.
Arsénieux (acide).................	1 milligr.	2 milligr.	3 à 5 milligr.
Arséniate de soude...............	2 milligr.	5 milligr.	5 m. à 1 centigr.
Arséniate de potasse..............	2 milligr.	5 milligr.	5 m. à 1 centigr.
Atropine (sulfate neutre)..........		5 dimil. à 1 mil.	5 dimil. à 2 mil.
Belladone { Extrait...............		1 à 5 centigr.	1 à 10 centigr.
Belladone { Teinture alcoolique....	III à V gouttes.	V à XX gouttes.	X gouttes à 1 gr.
Belladone { Sirop.................		5 à 10 gr.	10 à 20 gr.
Bétol............................	25 à 50 centigr.	50 cent. à 1 gr.	1 à 2 gr.
Benzoate de soude (neutre)........	1 à 3 gr.	3 à 5 gr.	5 à 10 gr.
Benzonaphtol....................	50 centig. à 1 gr.	1 à 2 gr. 50	2 gr. 50 à 4 gr.
Bismuth (sous-nitrate)............	2 gr. 50	2 gr. 50	2 à 3 gr.
Bromure de potassium............	25 centig. à 1 gr.	1 à 2 gr.	3 à 4 gr.
Bromure de sodium..............	25 centig. à 1 gr.	1 à 2 gr.	3 à 4 gr.
Bromure d'ammonium...........	25 centig. à 1 gr.	1 à 2 gr.	3 à 4 gr.
Bromure de camphre.............	25 centigr.	50 à 75 centigr.	1 gr.
Caféine..........................	5 à 20 centigr.	20 à 30 centigr.	30 à 50 centigr.
Calomel.........................	5 à 10 centigr.	15 à 25 centigr.	25 à 40 centigr.
Cannabis indica (teinture).........		X à XV gouttes.	50 cent. à 1 gr.

(1) D'après Le Gendre, *Thérapeutique infantile.*

	1 à 2 ans.	3 à 5 ans.	5 à 10 ans.
Cascara sagrada (poudre)..........	5 à 10 centigr.	10 à 25 centigr.	25 à 50 centigr.
Chloral............................	20 à 50 centigr.	50 cent. à 1 gr.	1 à 2 gr.
Chloroformée (eau saturée)........	5 gr.	10 à 20 gr.	20 à 50 gr.
Chlorate de potasse...............	25 à 50 centigr.	1 à 2 gr.	2 à 3 gr.
Codéine (sirop)...................		5 à 10 gr.	10 à 20 gr.
Créosote..........................	5 à 20 centigr.	25 à 50 centigr.	25 cent. à 1 gr.
Convallaria (extrait).............	20 à 50 centigr.	50 cent. à 1 gr.	1 à 2 gr.
Cubèbe (extrait alcoolico-éthéré)....		50 cent. à 1 gr.	1 à 2 gr.
Digitale { Poudre de feuilles.......	5 à 10 centigr.	10 à 20 centigr.	20 à 30 centigr.
Teinture................	III à V gouttes.	V à X gouttes.	X à XX gouttes.
Sirop...................		5 à 10 gr.	10 à 30 gr.
Ergotine..........................	25 à 50 centigr.	50 cent. à 1 gr.	1 à 2 gr.
Éther { Sulfurique...............	II à V gouttes.	X à XV gouttes.	XV à XX gouttes
Sirop....................	5 gr.	5 à 10 gr.	10 à 30 gr.
Eucalyptus (teinture).............	25 à 50 centigr.	50 cent. à 1 gr.	1 à 2 gr.
Fer { Proto-oxalate................		10 à 20 centigr.	20 à 30 centigr.
Protochlorure.............		10 centigr.	15 à 20 centigr.
Perchlorure (solution offici-nale)....	V à X gouttes.	X à XV gouttes.	XV à XXX g.tes
Iodure....................	5 à 10 centigr.	20 à 30 centigr.	30 à 50 centigr.
Tartrate-ferrico-potassique....	25 centigr.	30 à 50 centigr.	50 cent. à 2 gr.
Lactate...................	10 centigr.	20 à 30 centigr.	30 à 50 centigr.
Fougère mâle (extrait éthéré)......	50 cent. à 1 gr.	1 à 3 gr.	3 à 6 gr.
Gaïacol...........................	5 à 20 centigr.	25 à 50 centigr.	25 cent. à 1 gr.
Gelsemium (teinture)..............		V à X gouttes.	X à XX gouttes
Grenadier (écorce)................		20 à 30 gr.	30 à 40 gr.
Hamamelis { Extrait fluide........	X à XXX gouttes.	2 à 5 gr	5 à 10 gr.
T. à 1/5..............	V à X gouttes.	X à XV gouttes.	XX à XXX g.tes
Hémoglobine soluble..............	20 à 30 centigr.	50 cent. à 1 gr.	1 à 2 gr.
Hyposulfite de soude.............	10 à 50 centigr.	50 cent. à 1 gr.	1 à 2 gr.
Iode (teinture)...................	I à IV gouttes.	V à X gouttes.	X à XX gouttes
Iodoforme	5 à 10 centigr.	10 à 20 centigr.	20 à 30 centigr.
Iodure de potassium..............	20 à 50 centigr.	50 cent. à 2 gr.	2 à 4 gr.
Iodure de sodium.................	20 à 50 centigr.	50 cent. à 2 gr.	2 à 4 gr.
Iodure de lithium................	20 à 50 centigr.	50 cent. à 2 gr.	2 à 4 gr.
Iodure de calcium................	20 à 50 centigr.	50 cent. à 2 gr.	2 à 4 gr.
Jusquiame (extrait)..............		1 à 3 centigr.	3 à 5 centigr.
Jalap { Poudre....................	10 à 20 centigr.	50 cent. à 1 gr.	1 à 2 gr.
Extrait...................	5 à 10 centigr.	15 à 30 centigr.	30 à 50 centigr.
Teinture..................		5 à 10 gr.	10 à 15 gr.
Kermès...........................		3 à 5 centigr.	5 à 15 centigr.
Laudanum de Sydenham en lave-ment.................	1 à III gouttes.	V à X gouttes.	X à XX gouttes.
Laurier-cerise (eau)..............		2 à 5 gr.	5 à 10 gr.
Liqueur de Fowler (arsénite de po-tasse)...............	1 à II gouttes.	III à X gouttes.	X à XV gouttes.
Liqueur de Pearson (arséniate de soude).........................	V à X gouttes.	XV à XX gouttes.	XX à XL gouttes
Liqueur d'Hoffmann (éther sulfurique			

	1 à 2 ans.	3 à 5 ans.	5 à 10 ans.
alcoolisé)	II à V gouttes.	X à XV gouttes.	XV à XX gout^{es}.
Mercure — Biiodure (sous forme de sirop Gibert avec iodure de potassium)	Au-dessous de 1 an, 1/3 à 1/2 cuillerée à café; 1 cuillerée à café à 2 ans.	2 à 3 cuillerées à café.	1/2 à 1 cuillerée à soupe.
Mercure — Bichlorure (sous forme de liqueur de Van Swieten).	X gouttes à 5 gr.	1 à 2 cuillerées à café.	2 à 4 cuillerées à café (1).
Morphine — Chlorhydrate		5 m. à 1 centigr.	1 à 3 centigr.
Morphine — Sirop		5 à 20 gr.	20 à 30 gr.
Musc	5 à 20 centigr.	25 à 50 centigr.	50 centig. à 1 gr.
Musc — Teinture éthérée	50 centigr.	50 cent. à 1 gr.	1 à 2 gr.
Noix vomique — Poudre		5 à 10 centigr.	10 à 15 centigr.
Noix vomique — Teinture	V à X gouttes.	X à XX gouttes.	50 cent. à 1 gr.
Napthol α et β	20 à 50 centigr.	50 cent. à 1 gr.	1 à 2 gr. 50
Narcéine		1 à 2 centigr.	2 à 5 centigr.
Opium (extrait)		1 à 5 centigr.	5 à 10 centigr.
Parégorique (élixir du Codex)		1 à 5 gr.	5 à 10 gr.
Paraldéhyde		50 cent. à 1 gr.	1 à 2 gr.
Pelletiérine (sulfate)		10 à 25 centigr.	25 à 30 centigr.
Phénacétine		20 à 50 centigr.	50 cent. à 1 gr.
Phosphore (sous forme d'huile phosphorée à 1 p. 1000)	1 milligr.	2 milligr.	5 milligr.
Pilocarpine (nitrate ou chlor.)		1 à 2 centigr.	2 à 5 centigr.
Podophyllin		1 à 3 centigr.	3 à 5 centigr.
Poudre de Dower (contient opium, ipéca, nitrate, sulfate de potasse).		20 à 50 centigr.	50 cent. à 1 gr.
Pyridine (en inhalations)		On en fait évaporer 2 à 4 gr. sur une assiette.	
Quinine (chlorhydro-sulfate)	10 à 20 centigr.	25 à 50 centigr.	50 à 1 gr. 50
Quinine (bromhydrate)	10 à 20 centigr.	25 à 50 centigr.	50 à 1 gr. 50
Quinine (lactate)	10 à 20 centigr.	25 à 50 centigr.	50 à 1 gr. 50
Quinine (valérianate)	5 à 15 centigr.	20 à 30 centigr.	30 à 75 centigr.
Résorcine	20 centigr.	50 cent. à 1 gr.	1 à 2 gr.
Salicylate de soude	50 centigr.	1 à 3 gr.	3 à 4 gr.
Salicylate de bismuth	50 centig. à 1 gr.	2 à 3 gr.	3 à 4 gr.
Salicylate de magnésie	50 centig. à 1 gr.	2 à 3 gr.	3 à 4 gr.
Salicylate de naphtol (bétol)	25 à 50 centigr.	50 cent. à 1 gr.	1 à 2 gr.
Salicylate de phénol (salol)		1 à 2 gr.	2 à 3 gr.
Santonine		5 à 10 centigr.	10 à 15 centigr.
Semen-contra		1 à 2 gr.	2 à 5 gr.
Scammonée (poudre et résine)	5 à 10 centigr.	20 à 30 centigr.	30 à 50 centigr.
Scille (teinture)		50 cent. à 1 gr.	1 à 2 gr.
Séné (poudre)		50 cent. à 1 gr.	1 à 2 gr.
Spartéine (sulfate)		2 à 5 centigr.	5 à 10 centigr.
Strophantus (teinture à 1 p. 5)		II gouttes.	V gouttes.

(1) La cuillerée à soupe de Van Swieten contient de 0,015 de bichlorure.

	1 à 2 ans.	3 à 5 ans.	5 à 10 ans.
Strychnine (sulfate)............	1 à 2 milligr.	2 à 3 milligr.	3 à 5 milligr.
Sulfonal...........................		10 à 25 centigr.	25 à 50 centigr.
Tannin...........................		50 cent. à 1 gr.	1 à 2 gr.
Térébenthine { en capsules.........		1 à 2 gr.	2 à 4 gr.
Térébenthine { en sirop à 1 p. 10..		10 à 15 gr.	15 à 25 gr.
Valériane { Extrait et poudre......	20 centigr.	1 à 2 gr.	2 à 5 gr.
Valériane { Teinture éthérée.......		1 à 2 gr.	2 à 3 gr.
Valériane { Sirop.................		5 à 10 gr.	10 à 20 gr.
Valérianate d'ammoniaque.........		5 à 20 centigr.	20 à 30 centigr.
Solution (formule de Pierlot)........		5 à 10 gr.	10 à 15 gr.
Valérianate de zinc...............		5 à 20 centigr.	20 à 30 centigr.

TABLE DES MATIÈRES

                                                    Pages.

INTRODUCTION .... IV-VII

A

Adénopathie trachéo-bronchique 1
   I. — Adénopathie simple dans l'intervalle des accès
      aigus 1
   II. — Accès aigus de dyspnée asthmatiforme et de
      toux coqueluchoïde 3
Albuminurie (Voir *Néphrites*).
Amygdales (*Hypertrophie des*) 14
Amygdalites (Voir *Angines*).
Anasarque (Voir *Mal de Bright, Cardiopathies*).
Anémies 5
   I. — Anémie simple 5
   II. — Anémie chez un enfant menacé de rachitisme .. 7
   III. — Anémie avec lymphatisme ou scrofule 8
   IV. — Anémie chez un enfant atteint ou menacé de
      tuberculose 9
   V. — Anémie chez un petit syphilitique 9
   VI. — Anémie chez un petit paludique 9
   VII. — Anémie par perte de sang (sujets hémophiles) ... 10
Angines 10

I. — Angine catarrhale aiguë sans points blancs.... 10
II. — Angine avec points blancs 12
III. — Angine catarrhale chronique. — Amygdalites
    à répétition........................ 13
IV. — Angine chronique avec hypertrophie des amyg-
    dales............................. 14
V. — Angine diphtérique (Voir *Diphtérie*).
VI. — Angine gangreneuse...................... 14
VII. — Angine dite herpétique.................. 15
VIII. — Angine phlegmoneuse, dite amygdalite suppurée 16
Aphtes (Voir *Stomatite aphteuse*).
Appendicite.......................... 18
I. — Première atteinte....................... 18
II. — Appendicite à rechutes.................. 19
Arthritisme.............................. 20
Ascarides lombricoïdes (Voir *Vers intestinaux*).
Asphyxie............................... 22
Asthme................................ 23
I. — Crise d'asthme simple................... 23
II. — Crise d'asthme avec bronchite aiguë ou conges-
    tion pulmonaire...................... 24
III. — Asthme spasmodique simple en dehors des crises. 24
IV. — Asthme avec bronchite chronique et emphysème. 25
V. — Asthme chez les paludiques............... 26
VI. — Asthme des foins...................... 26

B

Blépharite.............................. 28
Bothriocéphale (Voir *Vers intestinaux*).
Bronchites............................. 29
I. — Bronchite sub aiguë légère apyrétique. Rhume. 29
II. — Bronchite aiguë intense................. 29
III. — Bronchite capillaire (Voir *Broncho-pneumonie*).
IV. — Bronchite avec poussées congestives......... 31
V. — Bronchite avec laryngo-trachéite........... 31
VI. — Bronchite chez les névropathes et les hysté-
    riques........................ 31
VII. — Bronchite avec sécrétion exagérée.......... 32
VIII. — Bronchite à répétition................. 32
IX. — Bronchite chronique................... 32

Broncho-pneumonies.. 35
    I. — Broncho-pneumonie de moyenne intensité..... 35
    II. — Broncho-pneumonie grave...................... 37
    III. — Convalescence et suites........................ 39

C

Cardiopathies valvulaires.. 41
    I. — Cardiopathies valvulaires non encore compensées. 41
    II. — Cardiopathie valvulaire compensée............ 42
    III. — Cardiopathie valvulaire avec menace d'asys-
        tolie.. 43
    IV. — Cardiopathies valvulaires avec asystolie con-
        firmée.. 43
    V. — Asystolie avec cyanose........................ 44
Carreau. 45
Catarrhe suffocant (Voir Bronchite capillaire, Broncho-pneu-
    monies).
Céphalée de croissance.. 46
Céphalalgie (Voir Migraine).
Chlorose... 47
    I. — Chlorose simple................................ 47
    II. — Chlorose avec anémie et neurasthénie pro-
        noncées.. 49
    III. — Chlorose avec dyspepsie (Voir ce mot).
Choléra infantile.. 50
    I. — Choléra infantile, forme légère................ 50
    II. — Choléra infantile, forme grave................ 51
Chorée... 53
    I. — Chorée chez un enfant arthritique............. 53
    II. — Chorée chez un enfant anémique ou nerveux.. 55
    III. — Chorée chez un enfant lymphatique ou scrofu-
        leux.. 55
Colique appendiculaire.. 57
Coliques hépatiques (Voir Lithiase biliaire).
Coliques intestinales.. 58
Coliques néphrétiques (Voir Lithiase urinaire).
Congestion pulmonaire.. 59
Conjonctivites.. 60
    I. — Conjonctivite catarrhale...................... 60

II. — Conjonctivite avec sécrétion muco-purulente (ophtalmie purulente légère)................ 60
III. — Conjonctivite purulente (ophtalmie des nouveau-nés)................................ 61
IV. — Conjonctivite chronique.................... 62
Constipation habituelle........................ 63
    I. — Constipation chez le nouveau-né............. 63
II. — Constipation dans la période du sevrage...... 63
III. — Constipation habituelle dans la seconde enfance.. 64
IV. — Constipation avec paresse du foie............ 65
V. — Constipation avec insuffisance de la sécrétion intestinale.................................... 66
VI. — Constipation par atonie de l'intestin......... 66
VII. — Constipation opiniâtre faisant redouter l'obstruction intestinale........................... 67
Convulsions.................................... 68
I. — Convulsion imprévue, de cause encore non déterminée.. 68
II. — Convulsions chez un enfant prédisposé........ 69
Coqueluche.................................... 70
I. — Coqueluche de Roger...................... 70
II. — Coqueluche de moyenne intensité............ 71
III. — Coqueluche forte........................ 73
IV. — Convalescence 74
Coryzas...................................... 76
I. — Coryza simple aigu du nouveau-né........... 76
II. — Coryza syphilitique...................... 76
III. — Coryza chronique, ozène 77
Croup.. 79

D

Danse de Saint-Guy (Voir *Chorée*).
Dermatite contusiforme (Voir *Érythème noueux*).
Diabète...................................... 82
I. — Diabète sucré véritable avec glycosurie permanente.. 82
II. — Diabète à glycosurie passagère liée à la dyspepsie gastro-intestinale avec un foie paresseux 85
III. — Diabète chez un petit névropathe........... 86

Diarrhees (Voir *Choléra infantile, Dysenterie, Dyspepsie, Entérites*)... 88

    I. — Diarrhée verte par polycholie...................... 88

    II. — Diarrhée microbienne............................. 89

Dilatation de l'estomac (Voir *Dyspepsie*).

Diphtérie... 90

    I. — Angine diphtérique légère....................... 90

    II. — Angine diphtérique grave....................... 94

    III. — Diphtérie des fosses nasales................... 96

    IV. — Diphtérie de la conjonctive.................... 96

    V. — Diphtérie de la vulve........................... 97

Dysenterie 98

Dyspepsie... 101

    I. — Dyspepsie chez un enfant au sein............... 101

    II. — Dyspepsie chez un enfant élevé artificiellement. 102

    III. — Dyspepsie au moment du sevrage............... 103

    IV. — Dyspepsie avec dilatation de l'estomac........ 103

    V. — Dyspepsie chronique et douloureuse des petits névropathes...................................... 106

    VI. — Dyspepsie avec constipation habituelle........ 107

    VII. — Dyspepsie avec diarrhée lientérique.......... 108

    VIII. — Dyspepsie acide (hyperchlorhydrie).......... 108

    IX. — Dyspepsie hypochlorhydrique 109

    X. — Dyspepsie avec anorexie........................ 109

E

Éclampsie (Voir *Convulsions*).

Ecthyma.. 111

Eczéma... 112

    I. — Eczéma chez un enfant dyspeptique ou arthritique... 112

    II. — Eczéma chez un enfant lymphatique ou scrofuleux... 114

    III. — Eczéma chronique 115

Embarras gastrique................................... 117

Emphysème pulmonaire 119

    I. — Paroxysmes..................................... 119

    II. — En dehors des crises 119

Endocardite aiguë.................................... 121

Endocardite chronique (Voir *Cardiopathies chroniques*).

I. — Entérites...   123
II. — Entérite aiguë simple......................   123
III. — Entérite chronique.........................   125
Entérite muco-membraneuse.........................   126
Épilepsie..   128
Érysipèle...   130
Érythèmes..   132
        I. — Érythème simple......................   132
        III. — Érythème noueux...................   132

F

Favus...   134
Fièvres intermittentes paludéennes   136
        I. — Enfants du premier âge.............   136
        II. — Enfants au-dessus de deux ans....   137
        III. — Fièvre intermittente ancienne méconnue.......   137
        IV. — Fièvre intermittente chronique avec cachexie
                profonde..........................   138
        V. — Fièvre intermittente pernicieuse...   139
        VI. — Fièvre intermittente tierce, quarte, etc., de
                l'adulte...........................   139
        VII. — Fièvre intermittente larvée......   140
Fièvre typhoïde...   141
        I. — Fièvre typhoïde au début, à diagnostic incer-
                tain, ressemblant surtout à un embarras gas-
                trique fébrile.....................   141
        II. — Fièvre typhoïde légère.............   142
        III. — Fièvre typhoïde de moyenne intensité.......   144
        IV. — Fièvre typhoïde grave.............   145
        V. — Fièvre typhoïde adynamique........   146
        VI. — Fièvre typhoïde avec hypotension cardio-
                vasculaire   146
        VII. — Fièvre typhoïde légère, moyenne ou grave,
                avec complications pulmonaires......   147
        VIII. — Fièvre typhoïde pendant la convalescence...   147
        IX. — Fièvre typhoïde se compliquant d'hémorra-
                gies intestinales   148
        X. — Fièvre typhoïde d'eschares ou d'abcès.... ...   149
        XI. — Prophylaxie de la fièvre typhoïde...........   149

G

Gale.. 151
Gangrène de la bouche (Voir Noma).
Gangrène de la vulve 153
Gastrite ulcéreuse ou ulcère de l'estomac............... 154
    I. — Gastrite ulcéreuse en dehors des hémorragies.. 154
    II. — Gastrite ulcéreuse avec hématémèses......... 155
Grippe ou Influenza..................................... 157
    I. — Forme bronchique............................. 157
    II. — Forme gastrique 158
    III. — Forme nerveuse............................. 159
    IV. — Grippe s'accompagnant d'angine.............. 159
    V. — Grippe se compliquant de poussées congestives. 160
    VI. — Grippe se compliquant de broncho-pneumonie. 160
    VII. — Grippe se compliquant de méningite, pleuré-
        sie, néphrite (Voir ces mots)................. 160

H

Hémiplégie spasmodique infantile........................ 161
Hystérie.. 163
    I. — Hystérie naissante avec anémie............... 163
    II. — Hystérie avec phénomènes d'excitation....... 163
    III. — Hystérie avec crises épileptiformes........ 164

I

Ictère.. 165
    Ictère chez le nouveau-né......................... 165
    Ictère dans la seconde enfance.................... 165
Impétigo.. 167
    I. — Enfant au sein.............................. 167
    II. — Seconde enfance 168
    III. — Impétigo du cuir chevelu.................. 170
    IV. — Impétigo rebelle........................... 170
Incontinence essentielle d'urine........................ 172
Indigestion... 173
Influenza (Voir Grippe).
Insomnie.. 175
    I. — Insomnie chez le nouveau-né................. 175

II. — Insomnie apyrétique de la seconde enfance....   176
III. — Insomnie avec terreurs nocturnes..............   177
Intertrigo (Voir *Erythème*).
Invagination intestinale..........................   178
Irritation cérébrale..............................   179

L

Laryngites..   181
   I. — Laryngite aiguë simple catarrhale............   181
   II. — Laryngite striduleuse (Faux croup)............   182
   III. — Laryngite diphtérique (Voir *Croup*).
   IV. — Laryngite tuberculeuse......................   182
   V. — Laryngite syphilitique   183
Lithiase biliaire.................................   184
   I. — Crise de colique hépatique...................   184
   II. — Lithiase biliaire en dehors des crises........   185
Lithiase urinaire. Gravelle urique................   188
   I. — Coliques néphrétiques........................   188
   II. — *Gravelle* (en dehors des crises)............   189

M

Mal de Bright (Voir *Néphrite*).
Mal de Pott.......................................   191
Méningite...   192
   I. — Méningite tuberculeuse......................   192
   II. — Méningite aiguë simple......................   194
   III. — Méningite cérébro-spinale..................   195
Migraine   196
Muguet..   197

N

Névralgies..   198
Néphrites...   199
   I. — Néphrite aiguë..............................   199
   II. — Mal de Bright subaigu ou chronique..........   200
   III. — Mal de Bright avec hydropisie et albuminurie
      abondante. — Insuffisance rénale et menaces
      d'urémie — Fatigue du cœur. — Asystolie...   201
   IV. — Mal de Bright avec accidents urémiques, con-

vulsions épileptiformes, délire, dyspnée, coma, etc................................... 202
Noma.. 204

O

Onanisme.. 206
Ophtalmie des nouveau-nés (Voir *Conjonctivite*).
Oreillons... 207
    I. — Oreillons sans complication.................... 207
    II. — Oreillons avec déterminations diverses........ 207
Oxyures vermiculaires (Voir *Vers*).
Ozène (Voir *Coryza chronique*).

P

Palpitations 209
    I. — Palpitations de croissance..................... 209
    II. — Palpitations liées à l'anémie et à la chlorose.. 209
    III. — Palpitations liées à la dyspepsie (Voir *Dyspepsie*).
    IV. — Palpitations reconnaissant pour cause déterminante l'onanisme, la neurasthénie (Voir ces mots).
Paludisme (Voir *Fièvres intermittentes*).
Paralysies.. 211
    I. — Paralysie diphtérique. 211
    II. — Paralysie faciale 212
    III. — Paralysie infantile......................... 212
    IV. — Paralysie pseudo-hypertrophique............. 214
    V. — Paralysies consécutives aux maladies aiguës.. 214
    VI. — Paralysie d'origine cérébrale 214
    VII. — Pseudo-paralysie syphilitique (Voir *Syphilis*).
Pelade.. 216
Péricardites.. 218
    I. — Péricardite aiguë sèche au début 218
    II. — Péricardite avec épanchements................ 218
    III. — Péricardite purulente 219
Péritonite.. 220
    I. — Péritonite aiguë.............................. 220
    II. — Péritonite aiguë dont le début a passé inaperçu

ou a été pris pour toute autre chose............ 221
III. — Péritonite aiguë avec épanchement purulent.. 221
IV. — Péritonite aiguë chez le nouveau-né........... 221
V. — Péritonite tuberculeuse sans foyer bacillaire
    dans d'autres organes... 222
VI. — Péritonite tuberculeuse avec foyer bacillaire
    dans d'autres organes..................... 222
Pleurésies... 224
I. — Pleurésie simple aiguë..................... 224
II. — Pleurésie purulente.... 226
Pneumonie.. 227
I. — Pneumonie aiguë franche.............. 227
II. — Pneumonie aiguë avec hyperthermie......... 228
III. — Pneumonie adynamique................... 229
IV. — Pneumonie double....................... 230

R

Rachitisme.. 231
I. — Enfant prédisposé au rachitisme............. 231
II. — Enfant manifestement rachitique............ 232
Rhumatisme.. 235
I. — Rhumatisme articulaire aigu simple, sans albu-
    mine ni complications viscérales............ 235
II. — Rhumatisme articulaire avec albumine........ 237
III — Rhumatisme avec complication viscérale...... 237
IV. — Rhumatisme subaigu...................... 238
V. — Rhumatisme chronique.................... 239
VI. — Rhumatisme chronique chez les chlorotiques et
    les débilités................................ 240
VII. — Rhumatisme chronique chez les dyspeptiques. 240
VIII. — Rhumatisme chronique avec lymphatisme ou
    scrofule.................................... 240
Rougeole... 242
I. — Rougeole régulière....................... 242
II. — Rougeole maligne.... 244

S

Scarlatine.. 245
I. — Scarlatine normale....................... 245

II. — Scarlatine anormale 246
Sclérème des nouveau-nés 248
Sclérose cérébrale 249
    I. — Sclérose précédée d'irritation cérébrale, ou résultant d'une infection 249
    II. — Sclérose cérébrale syphilitique 250
Scrofule 251
    I. — Enfant menacé 251
    II. — Enfant scrofuleux 252
Spasmes de la glotte 253
    I. — Accès 253
    II. — Entre les accès 255
Stomatites 257
    I. — Stomatite aphteuse 257
    II. — Stomatite crémeuse. (Voir *Muguet*).
    III. — Stomatite érythémateuse 258
    IV. — Stomatite gangreneuse (Voir *Noma*).
    V. — Stomatite ulcéro-membraneuse 259
Syphilis des nouveau-nés 261
    I. — Syphilis héréditaire congénitale 261
    II. — Syphilis héréditaire tardive 263

T

Teigne tondante 265
Ténias (Voir *Vers*).
Terreurs nocturnes (Voir *Insomnie*).
Tétanie 267
    I. — Enfants en bas âge 267
    II. — Enfants au second âge 268
Tétanos des nouveau-nés 269
Torticolis rhumatismal 270
Trachéite (Voir *Bronchite*).
Tuberculose pulmonaire 271
    I. — Enfant simplement menacé 271
    II. — Tuberculose aiguë (granulie) 273
    III. — Tuberculose chronique généralisée. — Enfant sans fièvre ni diarrhée, avec un bon tube digestif 274
    IV. — Tuberculose chronique avec poussées aiguës, fièvre, mauvais estomac, diarrhée 275
    V. — Tuberculose avec toux fréquente et hémoptysies. 277

VI. — Tuberculose a la période d'hecticité........... 277
Typhlite... 279
    I. — Engouement stercoral.......................... 279
    II. — Typhlite................................... 279
    III. — Typhlite à rechute........................ 280

U

Ulcère simple de l'estomac (Voir *Gastrite ulcéreuse*).
Urémie (Voir *Néphrites. Cardopathies*).
Urticaire... 281
    I. — Poussée d'urticaire......................... 281
    II. — Urticaire avec fièvre et embarras d'estomac... 281
    III. — Urticaire chronique....................... 282

V

Vaginite et *Vulvo-vaginite*........................ 284
Variole... 286
    I. — Variole discrète............................ 286
    II. — Variole confluente......................... 287
Végétations adénoïdes............................... 289
Vers intestinaux.................................... 290
    I. — Ascarides lombricoïdes...................... 290
    II. — Oxyures vermiculaires...................... 290
    III. — Tœnia et bothriocéphale................... 291

Z

Zona.. 293
APPENDICE. TABLEAU POSOLOGIQUE........................ 295
TABLE DES MATIÈRES................................... 299

www.ingramcontent.com/pod-product-compliance
Lightning Source LLC
LaVergne TN
LVHW021938030726
842523LV00001B/194